# PRINCIPES

# SUR LA CULTURE

### DE

# LA VIGNE EN CORDONS.

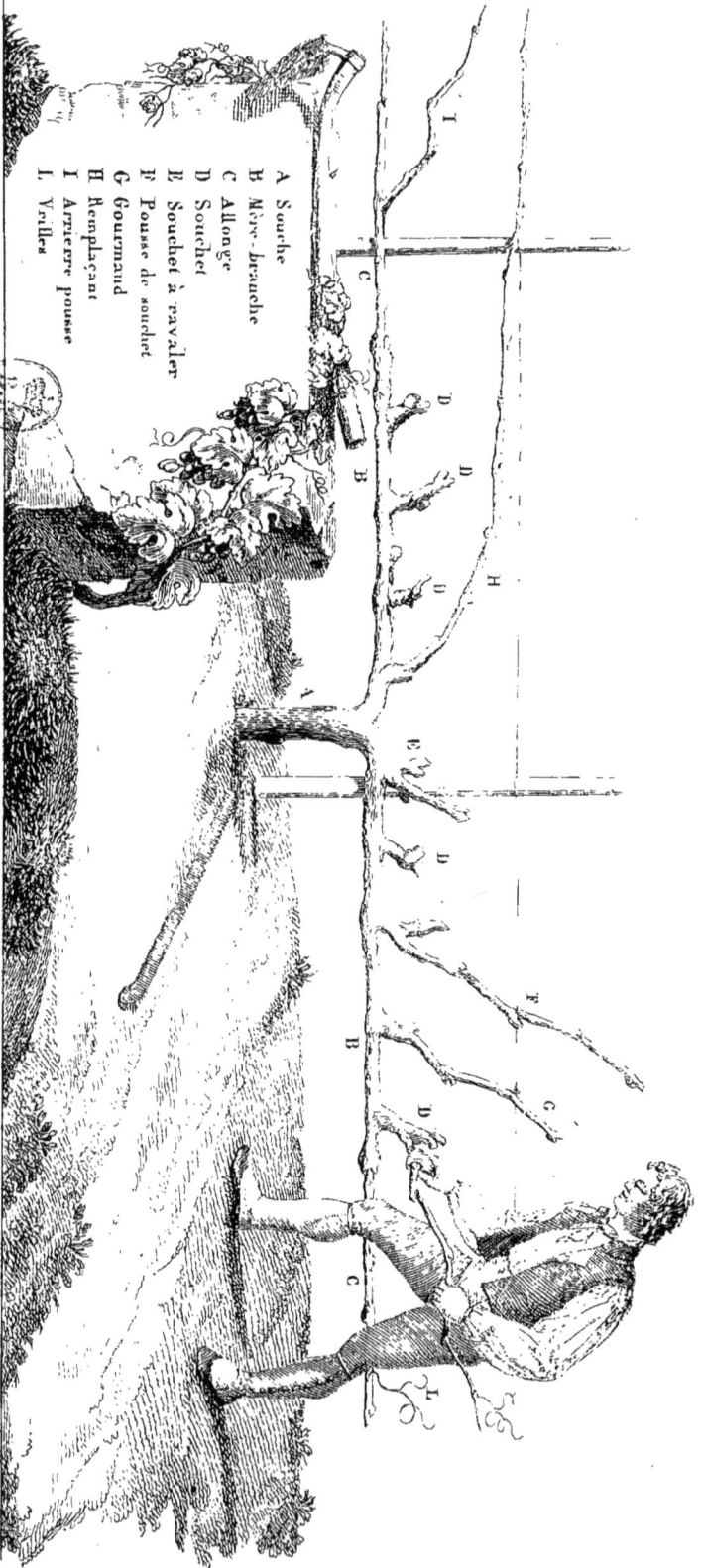

A Souche
B Mère-branche
C Allonge
D Souchet
E Souchet à ravaler
F Pousse de souchet
G Gourmand
H Remplaçant
I Arrière pousse
L Vrilles

# PRINCIPES

# SUR LA CULTURE

DE

# LA VIGNE EN CORDONS,

SUR LA

## CONDUITE DES TREILLES

## ET LA MANIÈRE DE FAIRE LE VIN.

Par M. CLERC.

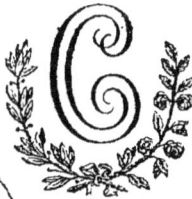

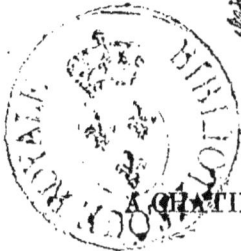

À CHATILLON-SUR-SEINE,

Chez Charles CORNILLAC, Imprimeur-Libraire.

1825.

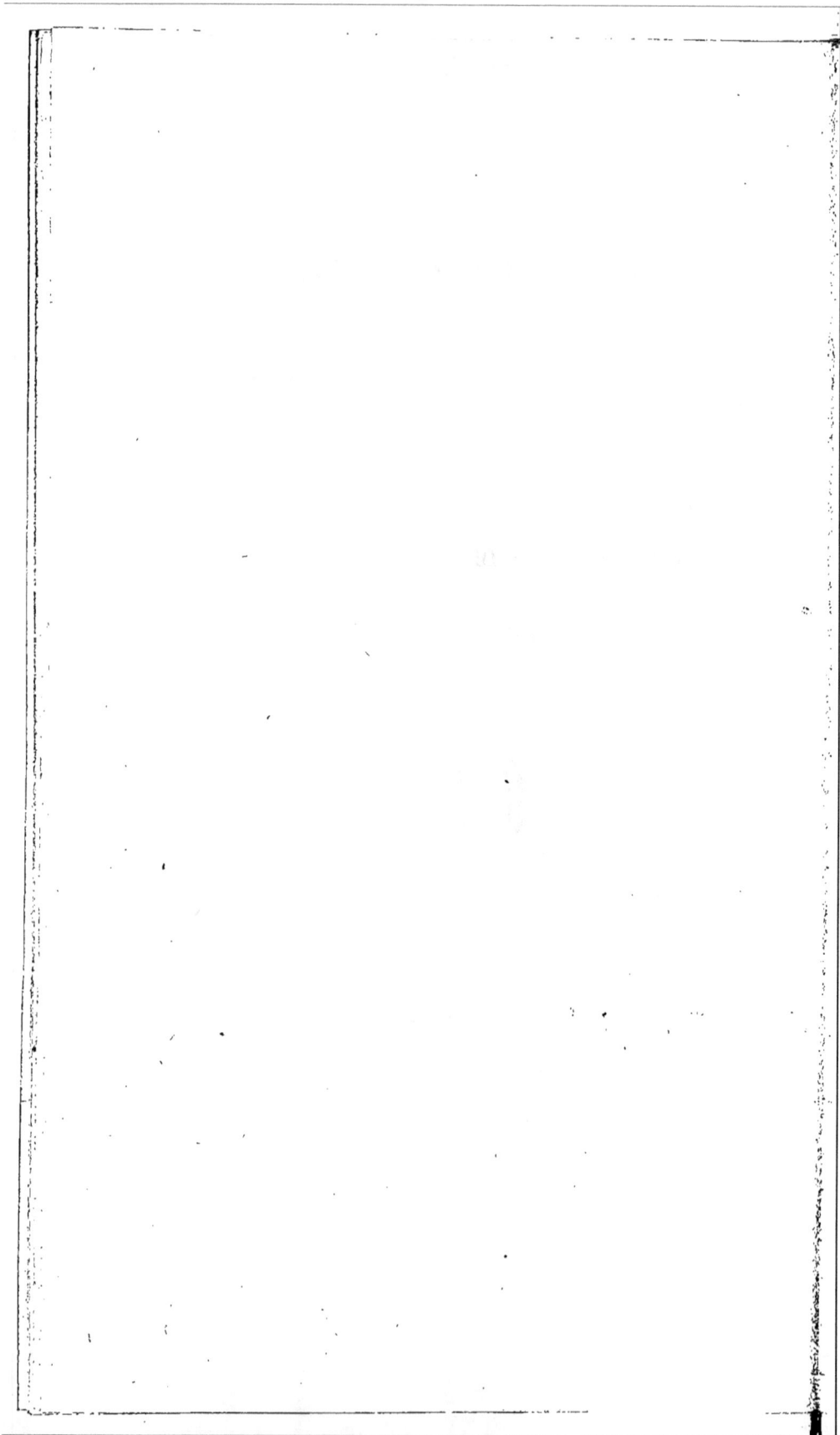

# PRINCIPES

SUR LA CULTURE

# DE LA VIGNE.

Donner une méthode fondée en principes, pour la culture de la vigne ; faire part des remarques et observations que j'ai faites en étudiant la marche de la nature ; indiquer aussi les procédés qui augmentent la récolte, en diminuant les frais de plantation et d'entretien ; tel est le but que je me suis proposé.

La vigne n'est pas une plante de nos contrées, elle a été apportée de l'Asie, à une époque extrêmement reculée que l'on ne peut préciser. Dès le temps de la conquête des Gaules par Jules-César, la vigne y était cultivée, et il paraît que cette culture était déjà ancienne dans la partie qui forme le midi de la France actuelle. Domitien fit arracher beaucoup de vignes dans les Gaules, et arrêta les progrès de cette culture. Quelques temps après Probus protégea toutes les parties de l'agriculture et encouragea spécialement la culture de la vigne.

Si pendant longtemps l'agriculture a fait peu de progrès parmi nous ; c'est que ne jouissant pas alors de la juste considération qui lui est due, les hommes instruits et ceux dans l'aisance, s'en sont éloignés. L'agriculture exige de ceux qui veulent la suivre deux condtions qui sont l'intelligence et une aisance proportionnée aux avances qu'ils doivent faire. C'est ainsi que les choses devraient être ; mais il en est tout autrement, car les uns ne raisonnent pas et n'agissent que par habitude, et les autres sont sans cesse tourmentés par des besoins pressants. Teles sont les principales causes de son peu damélioration. On peut juger de l'aisance dun pays par l'état de sa culture.

Sous ce rapport, l'avenir est plus riant que le passé. La France est essentiellement agricole, son sol est son premier trésor : cette vérité généralement sentie de nos jours a fait accorder à l'agriculture une partie de la considération qui lui est due. Un grand nombre de citoyens instruits et hors du besoin se sont attachés à la culture : ils raisonnent leurs procédés, travaillent plus à améliorer qu'à s'agrandir etaugmentent les ressources publiques. La rentrée des troupes nous a procuré beaucoup de ces agriculteurs estimables qui ont apporté de l'étranger des procédés utiles.

Au lieu de s'abandonne à l'aveugle et stérile routine, on doit étudier la marche de la nature : ce n'est que à cette manière que l'on fera des progrès dans la science de l'agriculture. Si l'on a peu découvert et s'il reste tant à découvrir, c'est que la nature travaille dans le secret et nous cache sa manière d'opérer. Celui qui veut observer ne trouve d'abord qu'obscurité ; mais aux yeux de l'homme attentif et persévérant, cette obscurité diminue, il entrevoit et fait quelques légers larcins.

Dans les premiers temps la culture n'embrassait qu'un petit nombre de plantes, celles seulement qui fixaient l'attention par leur plus grande importance, et toutes les autres étaient abandonnées au seul soin de la nature, comme beaucoup de plantes le sont encore. Le nombre des plantes cultivées s'est accru graduellement, en suivant à peu près l'ordre de leur utilité. Si donc l'ancienneté de la culture d'une plante fait juger de son dégré d'utilité, nous devons mettre la vigne au premier rang des végétaux utiles ; car nous savons qu'aussitôt que les eaux qui couvrirent la terre furent retirées, la vigne fut plantée par le patriarche qui survécut à ce boulversement.

Malgré l'ancienneté de cette culture, elle n'est pas encore bien connue. Je me garderai bien de dire que j'ai découvert tout ce qui convient à la vigne pour rendre sa culture parfaite, ce qui serait une prétention chimérique, je dirai seulement que j'ai fait des remarques utiles qui conduisent à l'amélioration de sa culture.

Je ne m'occuperai donc que d'une branche de l'agriculture et ne parlerai que de la
vigne. Cette culture mérite d'autant plus
la faveur du gouvernement français, que le
vin est un objet de commerce avec l'étranger, et fait rentrer une partie de ce capital
que nos besoins imaginaires et notre luxe
font sortir du territoire. Il faut que le prix
de l'importation soit au moins couvert par
le produit de l'exportation, autrement le
gouvernement verrait tous les jours dimi-
nuer son numéraire, en achetant beaucoup
de l'étranger et lui vendant peu.

Ma manière de cultiver la vigne étant
bien différente de celle qui est usitée, et la
voulant faire suivre à mon vigneron, je lui
avais remis des notes. Plusieurs personnes
ont trouvé ces notes trop laconiques et
m'ont engagé à les étendre : c'est l'objet de
ce mémoire que j'ai rédigé d'après une
longue suite d'observations et d'après l'expérience. Mon projet n'étant pas de faire
un traité complet sur la vigne, je m'atta-
cherai seulement aux choses essentielles.

La méthode que j'indique, consiste principalement à donner une direction horisontale à deux membres du cep et à remplacer
le vieux bois par une jeune pousse.

Je vais entrer dans le détail, et pour pro-
céder avec ordre, je parlerai d'abord de la
plantation.

## DE LA PLANTATION.

Dans les pays où la gelée est à craindre pour la vigne, on choisit les coteaux exposés au soleil pour la planter. La position la plus avantageuse est lorsque la pièce est inclinée au sud-est, c'est-à-dire entre le midi et le levant.

La terre qui est nourrissante, un peu pierreuse, médiocrement meuble, non humide par elle même, convient à la vigne.

Les sommets des coteaux sont trop exposés aux vents. Le fond des vallées et les plaines peuvent être bonnes pour la production du bois de la vigne ; mais le raisin n'y mûrit pas aussi bien que dans les coteaux. La différence vient de ce que les rayons du soleil sont portés plus obliquement sur la plaine que sur le coteau, et que par conséquent l'ombre est plus grande dans un endroit que dans l'autre. *Bacchus amat colles.*

La vigne se plante lorsque le bois est mûr ; c'est-à-dire sur la fin d'octobre, ou en novembre. On peut aussi planter après l'hiver ; mais il est préférable de le faire auparavant, parce que les pluies fixent la terre autour des racines et que les jeunes plants sont plus disposés à recevoir l'accroissement que doit donner le printemps. Quoique la végétation paraisse être dans le repos, pendant l'hiver, les plantes ne sont cependant pas dans un engourdissement total pendant cette saison. Ce qui prouve que la végétation se fait même pendant l'hiver, c'est qu'une bouture de groseillier plantée, par exemple, au commencement de l'hiver, a déjà de petites racines avant la fin de cette saison.

La plantation de la vigne en cordons se fait en lignes droites, à l'aide d'un cordeau. Entre deux rangées ou cordons on voit d'un bout à l'autre de la pièce. Les lignes se tirent de bas en haut du coteau, s'il n'a qu'une rapidité ordinaire, et autant que possible du midi au nord. Lorsque le coteau a beaucoup de rapidité, au lieu de diriger les cordons en montant, on les met au-dessus les uns des autres, en forme de gradins. Cette manière offre l'avantage d'éviter l'inclinaison des mères-branches, dont il sera ci-après parlé, et de donner plus de soleil aux cordons.

La distance d'un plant à un autre, sur la même ligne, est de trois mètres ( neuf pieds ).

La distance d'un cordon à un autre est de vingt-un pouces et demi, ce qui fait environ la cinquième partie de neuf pieds.

Les plants d'un cordon ne se mettent pas vis-à-vis ceux des cordons voisins; on plante en échiquier.

Pour planter avec ordre, on se sert d'un long cordeau et d'une régle de neuf pieds divisée en cinq parties égales. Connaissant les endroits où les plants doivent être placés, on y pose de petites chevilles, pour diriger les ouvriers chargés de faire les fosses.

On fait les fosses d'un pied de largeur, de deux pieds de longueur et d'un pied et demi de profondeur. En plantant on ne remet pas dans les fosses la terre qui en est sortie ; il faut en prendre çà et là à la superficie, parce qu'elle est météorisée et par conséquent plus propre à la nourriture du plant que celle provenant des fosses. La terre végétale ou l'humus occupe la surface du terrain, et n'a pas ordinairement beaucoup de profondeur. Si les fosses ont été creusées quelques mois avant la plantation, elles seront plus propres à recevoir le plant. On ne remplit pas les fosses entièrement, afin que le jeune plant profite davantage des pluies et des sels qui se trouvent plus abondamment à la superficie de la terre. Les fosses ne se remplissent complètement que quand le plant est bien enraciné.

Ce n'est pas assez de planter, on doit s'attacher plus à la qualité du plant qu'à sa grande production, surtout dans les pays dont le vin est en réputation : c'est faire tort à ses compatriotes que de mettre en vente du vin d'une qualité inférieure au leur. Philippe le-Hardi, duc de Bourgogne, rendit à Dijon en 1395 une ordonnance qui porte : « Appre-
» nant que dans la côte où croit le meilleur
» vin du royaume, dont notre Saint Père le
» Pape, M. le Roi et plusieurs autres grands
» Seigneurs ont coutume, par préférence,

» de faire leur provision, on avait depuis
» peu emplanté du *gamais*, mauvais plant,
» ce qu'a mainte fois déçu et fraudé les mar-
» chands étrangers, dont ses sujets sont
» moult dommagés et appauvris, ordonne
» que le *déloyal gamais* soit copé et ex-
» tirpé dans un mois, sous peine à chacun
» de 60 sols d'amende. »

Il est facile de voir que le but de cette ordonnance était de ne pas laisser appauvrir
le vin de Bourgogne, et de lui conserver sa
réputation justement méritée.

Dans beaucoup de pays, on ne plante la
vigne qu'avec des marcottes ou chevelées.
Les vignerons couchent en terre des brins
de vigne, et lorsqu'ils ont pris le chevelu,
ils les détachent de la souche et les vendent
à ceux qui veulent planter. On porte préjudice à la vigne en faisant des marcottes, tant
parce qu'elles se font avec les plus beaux
brins, que parce qu'elles prennent racines au
détriment de la souche. Le propriétaire doit
surveiller le vigneron pour empêcher ce
dégat et la vente en détail de sa vigne.

Il y a un moyen très-simple pour élever
des plants sans porter préjudice à la mère
vigne. On met en pépinière des chapons
ou brins de sarment dans une bonne terre
qui a de la fraicheur, et lorsqu'ils ont pris
racines on les transplante. Le chapon se fait
avec le bois de la dernière pousse et un peu
de la précédente. Avant de mettre les chapons
en pépinière, on en fait de petits paquets

que l'on met tremper debout dans l'eau pendant trois ou quatre jours. C'est surtout à
la jonction des deux pousses que les racines
prennent naissance. Le chapon est ordinairement bon à planter après deux années de
pépinière.

On peut aussi planter une vigne avec des
chapons. Dans ce cas on met deux chapons
ensemble, et s'ils reprennent tous les deux,
on ne conserve que le meilleur. Pour planter des chapons dans un terrain difficile à
creuser, on se sert quelquefois d'un bar-
reau de fer pointu que l'on enfonce à coups
de marteau.

Pour planter la vigne, on doit préférer le
plant qui a des racines, à celui qui n'en a
point; parce que l'on jouit plutôt. Il faut
aussi remarquer que la culture des chapons
épars dans la vigne, est plus couteuse que
lorsqu'ils sont en pépinière.

On peut dire par observation, que l'a-
vantage des pépinières n'est pas assez connu,
au moins dans nos contrées. Ceux qui veulent
faire un bois, emploient un mauvais procédé,
en semant du gland ou autres graines sur le
terrain qu'ils destinent à être en bois.
J'ai toujours vu leur attente trompée : ou
les graines sont mangées en terre, ou le sol
n'est pas assez fertile pour lancer le germe,
et souvent les mauvaises herbes cachent et
étouffent les plants que l'on ne peut cultiver, sans les couper. Il faut semer dans une
bonne terre les graines d'arbres, en pépi-

nière, pour avoir du plant. On transplante en lignes droites, à une distance convenable, dans un terrain bien préparé, et par la suite on cultive les plants avec la pioche. Pour la vigne, il faut abandonner le mauvais usage de faire des chevelées; on doit mettre le sarment en pépinière.

Il y a deux manières de mettre le plant en terre. Les uns le plantent sans inclinaisons, les autres en couchent une partie au fond de la petite fosse et élèvent la tête, en formant un angle obtus. La plantation courbée a plus d'avantage que celle droite; parce que le cep étant en partie couché, la souche est garnie de racines sur une plus grande longueur.

Le meilleur plant de vigne est celui qui provient des pépins que l'on seme : ce plant se régénere et il retrouve les qualités que les filiations, par boutures, lui avaient fait perdre. Il en est de la vigne comme de la pomme-de-terre, ce tubercule dont la grande utilité n'est appréciée en France que depuis peu d'années : l'une et l'autre ont besoin d'être régénérées par la semence; mais la vigne qui est une plante de longue durée, une fois régénérée l'est pour un siècle; tandis que la pomme-de-terre qui est une plante annuelle exige plus souvent cette précaution.

Il faut avoir soin de la vigne en général, et notamment d'une jeune plante. Rien ne convient mieux à la végétation que le mé-

lange des terres : c'est une amélioration qui
n'est pas assez en usage. Par le mélange des
terres on augmente la quantité des sels qui
se trouvaient déjà dans le terrain qu'on
veut améliorer, et souvent on en apporte
qui ne s'y trouvaient pas. C'est un levain
qui excite une espèce de fermentation dans
les sels qui se combinent entre eux. Il y a
beaucoup de variation dans les terrains ; tel
sel qui abonde dans un endroit, ne se trouve pas dans un autre. Ceci nous explique
pourquoi un terrain très-propre à quelques
plantes se trouve stérile pour beaucoup d'autres. Les animaux ne prennent pas tous la même
nourriture, il en est de même des plantes.

La chimie qui est infatigable dans ses
recherches fera distinguer à nos neveux
les différents sucs nourriciers que comporte
un terrain, et leur apprendra aussi quelle
nourriture convient à chaque classe de plantes. C'est un trésor dont on ne jouira pas
de sitôt, à moins que le gouvernement n'en
facilite et hâte le décombrement.

Les racines ne sont pas seules chargées
de procurer la nourriture aux plantes ; la
nature a confié aux feuilles une grande partie de ce soin. Tandis que les racines su-
cent les sels de la terre, les feuilles aspirent
les fluides de l'air. La qualité du vin tient
essentiellement à la nourriture du plant.

A l'égard de la plantation dont nous venons de nous entretenir, on dira peut être
que l'espace de neuf pieds entre deux plants

est beaucoup trop grand. Je démontrerai
que cette distance est celle qui convient, et
j'établirai que ce n'est pas la multiplicité
des plants, dans une vigne, qui rend les
récoltes abondantes. Un ancien vigneron
qui occupait son fils à une nouvelle plantation lui observait qu'il ne laissait pas assez
d'espace entre les plants. Pour rendre la
leçon plus sensible, cet homme de bon sens
dit : « Je compare ma pièce de vigne à une
» table : si sur une table il ne se trouve
» de la nourriture que pour suffire à six
» personnes, et qu'on y en place douze,
» chacune d'elles n'aura que la moitié du
» nécessaire. Je conçois dit le fils : les plants
» de vigne sont des convives dont le nom-
» bre doit être proportionné à la nourriture
» que le sol peut donner. »

La vigne se trouvant plantée, parcou-
rons la manière de la diriger, en distinguant
nettement chacune des parties du cep.

## DES DIFFÉRENTES PARTIES DU CEP.

On conserve dans le jeune cep deux branches placées à la hauteur de cinq à six pouces de terre, et l'on coupe le bois qui peut
se trouver au-dedans de la fourche. Ces deux
brins seront les mères-branches que l'on attache et maintient horisontalement à huit
pouces au-dessus du terrain. Le cep forme

alors une espèce de T , les branches se diri-
geant l'une à droite et l'autre à gauche, sur
la même ligne. Les branches des ceps voisins vont à la rencontre les unes des autres,
jusqu'au point où elles se touchent.

La vigne ainsi dirigée est appellée *vigne en
cordons*, parce que les branches horisontales forment, pour chaque ligne, une espèce
de cordon.

Sur les deux branches horisontales ou
mères-branches , on laisse croître d'autres
branches en quantité suffisante. Ces nouvelles branches ont naturellement une direction verticale et présentent un angle droit
avec la branche horisontale qui forme le
cordon. La distance d'une petite branche
montante à une autre est d'environ 6 pouces.

Pour plus d'intelligence nous allons distinguer les différentes parties du cep par des
noms propres.

La tige se nomme *souche*.

Les deux grandes branches horisontales
qui forment le cordon se nomment *mères-
branches*.

Les pousses que l'on conserve sur les mères-branches ou cordons sont appelées *souchets*.

Les brins venus sur les souchets s'appellent *pousses-de-souchets*.

On appelle *remplaçant*, une pousse-de-sou-
chet choisie pour rajeunir la mère-branche.

Le bois de l'année venu au bout d'une
mère-branche s'appelle *allonge*.

On donne le nom de *gourmand* au jeune rejet poussé sur le vieux bois.

Le rejet poussé sur le bois de l'année se nomme *arrière-pousse*.

On appelle *vrilles*, les crochets qui par des circonvolutions attachent la vigne à ce qui l'avoisine.

La figure *première* qui est au commencement du mémoire parlera aux yeux et achevera de faire distinguer parfaitement les différentes parties d'un cep.

Il est facile de distinguer le bois des deux ou trois dernières années, celui de chacune est marqué par des nœuds.

La vigne a ordinairement deux yeux ou boutons près l'un de l'autre qui ne sont pas de la même grosseur : le plus gros que l'on nomme *bourgeon* pousse en bois et en raisins quelques jours et même une ou deux semaines avant que le petit bouton se developpe. Le petit bouton appelé *contre-bourgeon* est moins fructueux que le bourgeon. Le bourgeon et le contre-bourgeon ne poussent pas en même temps, le premier est quelquefois gelé sans que le second éprouve cet accident.

Nous avons dit que le cordon doit être élevé de huit pouces : cette mesure n'est pas arbitraire, elle a été soumise à l'examen des avantages et des inconvénients qui ont été balancés.

Si le cordon était plus élevé, l'ombre serait portée plusloin; les émanations ou éva-

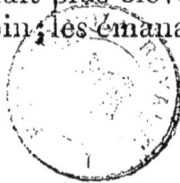

pörations de la terre seraient en grande partie perdues pour le fruit auqúel leur influence est si nécessaire ; le raisin ne recevrait
qu'une portion de la chaleur du soleil , et le
surplus serait en pure perte. En effet l'objet qui est près de la terre reçoit le soleil
deux fois; la première d'une manière direc-
te, et la seconde par la réverbération qui
est le renvoi que fait la terre des rayons qui
la frappent. Plus le raisin serait éloigné de
terre, plus il serait privé de cette bienfaisante réverbération. C'est pour obtenir une
plus forte réverbération que l'on a contume
de planter la vigne dans les coteaux, plutôt
que dans les plaines. La réverbération est
d'autant plus grande que l'angle de répul-
sion est moins ouvert.

Si l'élévation du cordon était moindre
de huit pouces , l'humidité de la terre ren-
drait les gelées du printemps plus à craindre ; le vigneron ne pourrait labourer sous
les cordons; les pluies feraient jaillir la
boue sur le raisin qui deviendrait sujet à la
pourriture; les mauvaises herbes porteraient
un plus grand préjudice ; l'air qui est indispensable aux plants et aux fruits ne circule-
rait pas suffisamment sur la terre. C'est donc
après avoir balancé les avantages et les inconvénients que nous disons que le cordon
doit être à huit pouces du terrain , dans les
cas ordinaires.

La culture d'aucune plante n'est aussi
variée que celle de la vigne : chaque vigno-

ble a sa méthode appropriée aux circons-
tances locales. Dans les climats chauds,
comme l'Italie, la vigne est élevée et s'en-
trelace dans les branches d'arbres plantés
pour la recevoir. Son élévation est pour
éviter la chaleur de la terre qui brûlerait le
raisin.

Dans les pays tempérés la vigne doit être
basse, afin que la chaleur de la terre fasse
mûrir le fruit. Les arbres causent dans nos
vignes un très-grand préjudice, et l'on ne
peut trop recommander de les en éloigner.
Cette vérité est sentie par tous les propriétaires; mais l'habitude a tant de force qu'elle
fait planter des arbres dans toutes les parties de la vigne, au lieu d'assigner un endroit pour eux seulement.

Le gouvernement anglais a fait de grandes
tentatives, pour établir la culture de la vigne sur son sol, afin de n'être plus tributaire
des pays qui procurent le vin. Dans cette
île qui est presque toujours couverte de nua-
ges, et qui ne jouit que rarement des bienfaits du soleil, on n'a pu obtenir la maturité du raisin. Cette température contraire à
la prospérité de la vigne en a fait abandonner la culture.

La vigne, cette plante rempante, du soin
de laquelle nous nous occupons, doit être
regardée comme un présent fait aux hommes pour les fortifier et pour aider aux
fonctions du corps et de l'esprit. Le vin a
la propriété de rendre l'homme gai et con-

tent ; mais l'abus porte aux plus grands excès.

Les Lacédémoniens faisaient enivrer leurs esclaves, pour prémunir leurs enfants contre l'abus du vin.

Nous avons appris à connaître les différentes parties du cep ; cette connaissance rendra plus facile l'opération importante de la taille dont nous allons nous occuper.

---

## DE LA TAILLE.

Cette opération est tellement essentielle, que de la taille dépend la récolte qui est plus ou moins abondante, selon que l'on a bien ou mal opéré. L'étude de la taille doit en précéder la pratique : ce que l'on conçoit devient d'une exécution facile.

Celui qui taille la vigne ne peut se gouverner par la distinction des branches à bois et branches à fruits : car dans la vigne la branche à bois est aussi branche à fruits. On ne distingue pas davantage les boutons à fruits des boutons à bois, puisque tous les yeux ou boutons annoncent du bois seulement. La pomme, la poire et beaucoup d'autres fruits sont annoncés une ou deux années d'avance, par des boutons à fleurs ; mais l'apparition du raisin n'est précédée d'aucun signe précis. Lors de la taille, le

3

bois qui doit porter le raisin ne paroit pas encore ; le fruit croît et se développe en même temps que la branche à laquelle il est attaché. Il y a souvent du jeune bois sans raisins ; mais il n'y a jamais de raisins que sur le jeune bois. Non seulement il faut une jeune pousse pour produire du raisin ; il faut encore que cette jeune pousse prenne naissance sur le bois de l'année précédente. Si lors de la taille on enlevait tout le jeune bois, il en résulterait que le cep ne pourrait pousser que des branches gourmandes qui ne donneraient pas de fruits. Je ne prétends pas dire que jamais le gourmand n'a produit; mais il donne si rarement que sa non production est de règle générale.

Les boutons sont placés alternativement du côté opposé , et la grappe de raisin est toujours à l'opposite de la feuille.

Voyons maintenant quelles sont les règles de la taille , je vais les simplifier autant que possible.

Le mot taille a deux acceptions : il est employé pour signifier l'enlèvement du bois superflu, et l'on nomme aussi taille, la partie du jeune bois qu'on laisse pour produire la pousse à venir. D'après ce que nous avons dit, ce n'est que sur le dernier bois poussé que l'on peut établir la taille qui doit donner le fruit. Tous les brins de la dernière croissance ne peuvent être conservés , il faut donc y faire un choix, pour asseoir

la taille. Pour ce choix nous nous contente-
rons de faire deux distinctions seulement,
et tous les brins quelconques du jeune bois
seront rangés sous deux dénominations,
celle de *franc* et celle de *gourmand*. Nous
appelons franc le dernier brin qui a pris
naissance sur le bois de l'année précédente.
Le gourmand est le brin de l'année qui est
sorti directement d'un bois plus âgé que celui de l'année dernière. On appelle gourmand au premier dégré, celui qui est produit
par le bois de deux ans; au deuxième dégré,
quand il est sorti du bois de trois ans, etc.
Pour peu que l'on connaisse la vigne, il est
facile de distinguer le bois des dernières
années; les différents âges sont marqués par
des nœuds et par les couleurs de l'écorce.

L'ordre demanderait peut être que l'on
commençât par appliquer la taille à une
jeune plante; cependant nous nous occupe-
rons d'abord de la taille de la vigne en produit, attendu que ce qui précéde la concerne plus particulièrement.

Jamais le vigneron ne doit faire une taille,
sans s'être rendu compte si le brin qu'il veut
conserver est franc ou gourmand : cette
attention est essentielle.

Taille du *souchet*. La pousse de l'année
précédente sur les souchets se taille à un
ou deux boutons et rarement à trois. On
laisse une taille ou deux sur un souchet.
Le gros bois est ordinairement le plus fructueux et le meilleur pour faire la taille. Si

le meilleur brin est trop élevé sur le souchet, il faut préférer un autre brin placé plus bas, pour conserver le souchet à une médiocre élévation.

Lorsque les souchets ne sont pas en nombre suffisant, on fait de nouveaux souchets avec des gourmands. Plus le bois qui a produit le gourmand est âgé, moins le gourmand est propre à devenir souchet : il faut plusieurs tailles successives, pour obtenir de lui un produit ordinaire.

La coupure se fait obliquement; elle est opposée au bouton et un peu plus haut, pour que les larmes de la vigne ne noyent pas le bouton. Si la coupure était trop oblique, la nouvelle pousse ne la couvrirait qu'en partie et laisserait ce que le vigneron appelle onglet.

Taille de l'*allonge*. Les allonges se taillent plus ou moins longues suivant le besoin. On peut donner à une allonge cinq ou six pieds de longueur et même plus, lorsque le bois est bien nourri sur cette longueur. L'allonge devant remplacer une partie du cep voisin, on lui donne une longueur égale à celle que l'on veut retrancher dans l'autre cep. Il ne faut pas doubler les cordons, une allonge ne doit pas dépasser le cep voisin.

Taille du *remplaçant*. Si le remplaçant peut occuper tout l'espace qu'il y a entre le souchet sur lequel il a pris naissance et le cep voisin, on coupe la mère-branche et le remplaçant lui est substitué.

Si le remplaçant ne peut ou ne doit pas aller jusqu'au cep voisin, mais seulement jusqu'à l'allonge qui est au bout de la mère-branche sur laquelle le remplaçant se trouve, on coupe et enlève les souchets qui sont sur la mère-branche, et l'on coupe le remplaçant au point où commence l'allonge. Le remplaçant se joint à la mère-branche par des ligatures.

Taille du *gourmand*. La branche gourmande ne doit être conservée que dans deux cas. On laisse le gourmand lorsque son absence produirait un trop grand vide parmi les souchets, et lorsqu'il est placé près des racines d'un cep qui a besoin d'être renouvellé en entier. Dans tous les autres cas on coupe entièrement les branches gourmandes, comme étant stériles. Les gourmands que l'on conserve se taillent à un œil seulement, afin qu'ils donnent un bon bois.

De *l'arrière-pousse*. Ce petit brin venu latéralement sur le dernier bois doit être enlevé comme impropre à une bonne génération. Il faut couper les arrières-pousses qui se trouvent sur les allonges et sur les souchets. C'est sur les arrières-pousses que l'on trouve les petits raisins appelés *verjus*. Ces raisins sont tardifs, parce que le bois qui les produit est venu postérieurement à l'autre. Ces raisins deviennent aussi bons que les autres, quand les gelées ne précédent pas leur maturité. L'automne de mil.

huit cent onze a permis une seconde récolte, trois semaines après la première, dans les communes où l'on avait fait défense de grapiller. Cette seconde récolte s'est aussi faite en mil huit cent dix-huit.

En mil huit cent seize, lorsque les raisins commençaient à peine à prendre la teinte noire, on a éprouvé une forte gelée, et dans un grand nombre de communes chargées de vignes, on n'a pas fait une bouteille de vin. Ceux qui avaient employé les raisins à faire des rapés n'ont pu en faire usage, parce que les raisins gelés causent un goût qui répugne. A cette époque il n'y avait ni vin vieux ni nouveau : pour se procurer une boisson, il a fallu confier aux fruits sauvages le rôle des raisins.

Des *vrilles*. La vigne est une plante grimpante comme le lierre, la viorne et autres qui s'attachent aux plantes voisines, pour soutenir la faiblesse de leur bois : tel est l'avantage que les vrilles procurent à la vigne. Pour ne pas laisser à la nature tout le soin qu'éxige la vigne, le vigneron attache le bois à un support, et le service des vrilles devient inutile. Une partie des vrilles tombent pendant l'hiver, et lors de la taille on enleve ce qui peut rester.

La taille de la vigne se fait un peu avant le mouvement de la sève. Son bois qui renferme une moelle aqueuse est souvent atteint par la gelée : c'est mal à propos que dans nos pays, où la gelée est à craindre, quelques vignerons, ainsi que des jardiniers taillent avant ou pendant l'hiver. Je conviens que la coupure faite avant l'hiver a l'avantage de faire moins pleurer la vigne que celle faite après cette saison; mais de deux maux voulant éviter le plus grand, je taille après l'hiver.

On ne peut disconvenir qu'il y a d'excellentes raisons pour tailler en automne. Ceux qui taillent dans cette saison devraient avoir la précaution de laisser au-dessus du dernier bouton, tout le bois qui se trouve jusqu'au bouton plus haut. De cette manière on a moins à craindre l'effet de la gelée, parce que le bois qui excéde le bouton se durcit et la moelle se désèche, ce qui devient un préservatif contre la gelée. La taille que l'on fait sur la fin de l'hiver n'étant pas toujours exempte de gelée, on peut tailler en automne en suivant le procédé ci-devant indiqué.

Si lors de la vendange le bois n'est pas parvenu à sa maturité, il est rare que la récolte de l'année suivante soit abondante. Lorsque le jeune bois a beaucoup de moelle et que son écorce est verte, il n'est pas mûr. Souvent le jeune bois n'est pas mûr à son extrémité, et cependant il a la maturité suffisante près de la taille qui l'a fait naître. Il est à propos de tailler court quand le bois n'a pas atteint sa maturité. Il faut aussi tailler court le cep qui donne peu de bois, sans trop s'attacher à l'espèce du plant.

Il serait ridicule de prétendre pouvoir annoncer, lors de la taille d'un plant, la quantité de fruits qu'il produira ; mais il est facile de reconnaître, à son inspection, que telle partie produira plus que telle autre. Si un cep est composé de dix parties tant en souchets que gourmands et allonges, le vigneron peut, lors de la taille, dire quelle sera la production de chacune de ces parties comparées entr'elles, et fixer aussi les endroits où croîtront les plus beaux raisins.

Cette connaissance qui pourrait paraître difficile à acquérir, se tire sans peine de la marche de la nature relativement à la vigne.

Taille de la *jeune vigne*. Quand la vigne est nouvellement plantée, il ne faut pas la charger en bois. Si l'on plante avant l'hiver, on ne taille que quelques jours avant le mouvement de la sève. Si la plantation se fait après l'hiver, on taille en plantant. Cette première taille, ainsi que celle de l'année suivante, se font à un ou deux boutons. C'est la force du plant qui doit diriger les tailles subséquentes. Ce n'est qu'à la quatrième année de la plantation que l'on commence à recueillir.

On peut apprendre la taille de la vigne, sans tailler réellement ; il suffit d'appliquer les principes à quelques plants, auprès desquels ont s'est transporté, et de tailler fictivement et en idée seulement.

Pour soutenir la vigne et pour lui faire

prendre la direction qu'on veut lui donner, il faut des supports adaptés à la forme que l'on désire : parlons donc du treillage.

---

## DU TREILLAGE ET DE L'ACCOLAGE.

Le treillage se fait avec des pieux, du fil de fer et des clous. On se sert d'un cordeau pour aligner les pieux que l'on espace de sept pieds. Après que les pieux sont plantés on met deux petits clous après chacun des pieux, le premier à huit pouces au-dessus du terrain et l'autre à huit pouces plus haut que le premier, pour recevoir et arrêter le fil de fer dont on fait deux lignes horizontales.

Au lieu de fil de fer on peut employer des baguettes ou du bois fendu que l'on appelle *lisse*; mais il y a de l'économie à se servir du fil de fer et il donne moins d'ombrage à la vigne que des traverses en bois. On peint le fil de fer posé en le frottant avec de l'étoffe en laine imbibée d'huile et de noir de fumée.

Pour circuler plus facilement dans la vigne, on peut faire quelques sentiers qui traversent les lignes. On fait des sentiers le moins possible, parce qu'ils gênent le renouvellement des mères-branches.

Les mères-branches et les allonges s'atta-

chent horizontalement au fil de fer du bas,
à l'instant de la taille ; et les pousses s'acco-
lent ou sont arrêtées au fil de fer du haut,
lorsqu'elles ont acquis une longueur suffisante. Si une pousse demande à être arrêtée
et qu'elle ne soit pas assez longue pour at-
teindre la ligne du haut, on applique un
petit bâton contre les deux lignes de fil de
fer, et l'on accole la pousse à ce support
auxiliaire.

Dans les vignes en cordons on n'enlève
pas les treillages chaque année, on les répare
seulement. La réparation des treillages se
fait avant le temps de la taille.

Quand les jeunes pousses demandent à
être accolées, les raisins ont reçu un certain
développement. On sait que les anciens ont
fait beaucoup de remarques qu'ils ont mises
en proverbes, avec des rimes bonnes ou
mauvaises : on peut en accolant vérifier ce-
lui-ci qui est bien connu des vignerons.

*Quand la pomme passe la poire ,*
*Vends ton vin , ou le fais boire :*
*Quand la poire passe la pomme ,*
*Garde ton vin bon homme.*

Ce proverbe renfermé dans une espèce
d'énigme annonce que les pommes et les
poires nouvellement nouées sont un pronos-
tic pour faire connaître la quantité de vin
à récolter. C'est comme si l'on disait : lorsque
les arbres promettent une bonne récolte en
pommes et une faible récolte en poires, la

vendange sera abondante et le propriétaire de vin doit profiter du moment pour vendre. Lorsqu'au contraire les arbres promettent une bonne récolte en poires et une faible récolte en pommes, la vendange donnera peu de vin et le propriétaire doit garder.

Ce proverbe est basé sur plusieurs remarques et observations assez justes. On sait que la gelée et autres contre-temps détruisent beaucoup de fruits, tandis qu'ils sont en fleurs et nouent, étant alors faibles et délicats. Dans le temps que la pomme noue, la vigne pousse de jeunes rejets et le raisin commence à paraître : le temps qui convient pour faire nouer les pommes est donc également avantageux pour le développement du fruit de la vigne. Il en est de même pour les intempéries ; ce qui détruit la pomme détruit aussi le raisin.

A l'égard de la poire : que sa floraison se fasse bien ou mal, c'est chose indifférente pour la pomme et pour le raisin ; parce que le poirier fleurit avant le pommier, et dans un temps où le raisin est à l'abri de beaucoup de dangers, étant encore renfermé dans la bourre. La bourre est une espèce de coton qui couvre l'œil de la vigne. Quelquefois le raisin est gelé en bourre, c'est-à-dire avant le développement du bouton. L'année est rarement abondante et en pommes et en poires ; parce que les deux floraisons se font l'une après l'autre, dans une saison trop variable, pour que le temps reste constamment favorable.

Le treillage et l'accolage dont nous nous sommes occupés ne présentent rien de difficile. Après que la vigne a été accolée elle donne beaucoup de bois inutile et superflu; nous allons entrer dans quelques détails sur l'ébourgeonnement.

## DE L'ÉBOURGEONNEMENT.

Ébourgeonner, c'est enlever les rejets superflus de la vigne et rogner ceux qui sont trop grands. On enleve les gourmands et les pousses qui ne portent pas de fruits, à moins que ces brins ne soient utiles pour la taille de l'année suivante. Dans ce cas d'utilité, on se contente de les rogner au troisième ou quatrième bouton. Si le plant est trop chargé de bois, on peut enlever les pousses qui portent les petits raisins.

Si une pousse de souchet doit faire un remplaçant pour devenir une mère-branche l'année suivante, il faut la laisser grandir de même que les allonges. On rogne ordinairement au troisième ou quatrième bouton au-dessus du raisin le plus élevé. Les pousses qui n'ont pas de fruits et les gourmands que l'on veut conserver sont maintenus plus courts que les pousses qui portent des fruits. Il ne faut pas confondre l'ébourgeonnement du gourmand avec sa taille, on l'ébourgeonne à trois ou quatre yeux, et on

ne lui laisse qu'un œil en le taillant, pour
obtenir un bon bois.

La vigne croît avec une telle vitesse que
cinq ou six mois suffisent pour donner quelquefois vingt pieds et plus à une pousse.
La quantité de fruits n'est pas en raison de
la longueur du nouveau rejet; les raisins
n'ont eu qu'un moment pour éclore et tous
paraissaient lorsque le bois nouveau n'avait
encore que quelques pouces : il n'y a donc
que les premiers boutons d'une pousse qui
donnent des raisins. Il en est autrement d'une
allonge faite lors de la taille, le fruit vient
sur toute sa longueur ; c'est-à-dire sur toutes
les nouvelles pousses qui prennent naissance sur l'allonge. Une nouvelle pousse produit depuis un jusqu'à quatre raisins et rarement au-de-là. Dans ce nombre, je ne com-
prends pas la production des arrières-pousses sur lesquels viennent les petits raisins
appelés verjus. On peut voir à l'article de
la taille ce qui est dit du verjus.

La vigne doit être tenue courte, pour
donner aux fruits et au bois, plus d'air,
plus de soleil, plus de nourriture et de maturité, et par conséquent plus de qualité.

Après le premier ébourgeonnement la vigne
donne des rejetons appelés *arrières-pousses*.
Il ne faut pas lors du second ébourgeonnement enlever entièrement les arrières-pousses, la branche qui porte le fruit deviendrait
languissante et malade, ainsi que le raisin.
Cette maladie vient de ce que la sève ne

trouvant plus dans le nouveau brin, les yeux propres à donner du bois, quitte les poussés, pour produire des gourmands sur les mères-branches, ainsi que sur la souche, et son suc s'extravase. C'est pour cette raison qu'au lieu de rogner immédiatement au-dessus du raisin le plus élevé, on laisse encore trois ou quatre boutons.

En ébourgeonnant un jeune cep, on lui laisse peu de bois, afin de ne pas l'énerver : on attend qu'il soit assez fort, pour laisser croître les deux mères-branches. La première année des mères-branches, on les attache verticalement : on ne leur donne la direction horizontale que l'année suivante. Si l'on inclinait les mères-branches, la première année de leur croissance, on pourrait les éclater, et la sève qui tend toujours à s'élever en ligne droite les nourrit mieux debout qu'inclinées.

En ébourgeonnant, il faut toujours voir quelle devra être la taille de l'année suivante, surtout relativement aux allonges et aux pousses de souchets que l'on doit laisser grandir, pour remplacer les mères-branches : c'est ce que nous ferons encore sentir à l'article qui a pour titre *maniere de rajeunir le bois.*

La vigne produit communément assez de raisins ; la stérilité n'est pas la cause ordinaire des mauvaises récoltes ; mais bien les intempéries des saisons.

Le temps de la fleur du raisin est un mo-

ment critique pour la vigne. Quand la floraison se fait lentement et avec difficulté, il
y a lieu de craindre pour la récolte. Parmi
les accidents attachés à la culture de la vigne,
le plus fréquent est la coulure du raisin.
Couler, en terme d'agriculture, se dit des
fruits qui ont fleuri et n'ont pas noué. Dans
une grande partie de la France, le raisin se
met en fleur vers le solstice d'été qui est ordinairement le temps des longues pluies qui
sont la cause de la coulure.

Monsieur Lambry en parlant de la coulure, dit que cette maladie provient des
pluies continuelles qui frappent la vigne
lorsqu'elle est en fleur : qu'alors la sève
étant trop abondante, la fécondation se fait
mal, et le grain du raisin avorte. Ce culti-
vateur indique un procédé qu'il annonce
avoir mis en usage depuis longtemps, et
dont il garantit le succès. Lorsque la vigne
est en fleur, il fait à l'écorce, au-dessous
des grappes, deux incisions circulaires, à
une ligne de distance l'une de l'autre, et
enleve le petit anneau d'écorce. La petite
plaie faite à la branche donne lieu à la for-
mation d'un bourrelet qui a bientôt recou-
vert le bois mis à nud, et cette interruption
momentanée de la sève suffit , selon
M. Lambry, pour préserver la branche
de la coulure. On a imaginé un instrument
avec lequel cette opération se fait facilement.

Les pluies qui sont contraires au fruit de

la vigne sont favorables pour la production de l'avoine : c'est ce qui se trouve exprimé par ce dicton: *Les hommes et les chevaux n'ont pas ensemble ce qu'il leur faut.* L'année mil huit cent dix-neuf a été une exception à cette régle assez générale ; on a récolté une grande quantité d'avoine et beaucoup de vin. Cette année a été abondante en toutes productions : il y avait notamment une si grande abondance de noisettes que dans beaucoup de départemens on en a fait une grande quantité d'huile. Le proverbe *année de noisettes, année de disette*, s'est trouvé faux, cette fois. Les années de pluies abondantes ne donnent jamais de bons vins.

Nous allons faire quelques réflexions sur les récoltes très-abondantes en vin, et sur celles qui n'offrent que peu de fruits à cueillir.

Dans ces deux extrêmes le vin est rarement bon. Quand la récolte est très-abondante, alors les raisins sont gros et ont plusieurs couches de grains, ce qui nuit à la maturité et par conséquent à la qualité du vin. Quand au contraire, après une belle apparence la récolte ne présente que très-peu de fruits, cela vient des maladies de la vigne, et ces maladies sont contraires à la qualité du vin. On peut donc dire que la grande quantité de fruits, ainsi que le trop peu, sont rarement accompagnés de la qualité. Ce sont les récoltes moyennement abondantes qui donnent le bon vin, eu égard

toutefois au sol et à la qualité du plant.
Ces règles ne sont pas invariables; mais elles
ont peu d'exceptions.

Il n'est pas extraordinaire de voir cinq
ou six récoltes successives d'un produit
presque nul, et de voir aussi quatre ou cinq
années de suite d'un produit plus qu'ordinaire.

La cause qui agit le plus puissamment,
dans ces rencontres, est le bon ou mauvais
état du bois de la vigne. Quand le bois est
malade par défaut de maturité ou autrement,
les pousses qu'il produit l'année suivante
sont languissantes et de mauvaise qualité :
les contre-temps lui font plus de mal que
les temps favorables ne lui font de bien : le
mal continue d'années à autres, et pendant
toute la durée du mauvais état du bois, le
fruit est mal nourri, il est faible et toujours
près de tomber. Voilà la principale cause
des mauvaises récoltes qui se succèdent sans
interruption.

Quand le bois de la vigne est bon : son
état de santé, la vigueur de son organisation,
lui font supporter sans altération les accidents ordinaires ; ce bon état du bois se
conserve tant qu'il n'arrive pas de contre-
temps extraordinaires et trop violents, et
pendant tout ce temps, les fruits sont abon-
dants, bien nourris et juteux. C'est donc le
bon état du bois qui procure les récoltes
abondantes qui se suivent.

La grande abondance produit souvent

5

l'effet singulier de ruiner le vigneron qui s'occupe continuellement avec sa famille à façonner ses propres vignes. Quoique l'abondance semble opposée à la ruine, il est vrai de dire que la première produit la seconde, dans les pays où le vin ne se garde pas.

L'abondance amène avec elle des difficultés que les faibles ressources du vigneron ne peuvent vaincre, et tout se ressent de l'embarras dans lequel il se trouve. En effet l'abondance en vin qui ne reconnait point de rebut dans les futailles, les a fait payer fort cher quoique de mauvaise qualité, et a également élevé le prix de la main-d'œuvre, des transports, etc : un tiers de la récolte a suffi pour remplir les cuves de ce vigneron, ce qui l'a obligé de discontinuer la vendange, pour la reprendre après que ses cuves seraient vides : le vin est resté trop long-temps dans les cuves, parce que les pressoirs étaient trop occupés : son local n'était pas assez grand pour placer convenablement ses vins, il les a entassés comme il a pu : des tonneaux que l'on croyait pleins sont vides, parce que le vin a coulé : des vieux tonneaux ont donné un mauvais goût au vin qu'ils renferment : enfin les acheteurs dont le nombre n'est pas proportionné à celui des vendeurs sont maîtres du prix des vins, et la futaille pleine se donne presque au même taux qu'elle a été achetée vide.

Voilà la position de ce vigneron, et cet homme ne peut retarder sa vente, parce qu'il éprouve des besoins, et parce que son vin ne se garde pas.

C'est la grande abondance qui a causé la misère du père de famille dont nous parlons, puisque tout est absorbé tant par le prélevement des dépenses de la récolte que par les pertes, et qu'il ne reste rien, ou très-peu de chose, pour le paiement des travaux auxquels lui et sa famille ont été occupés toute l'année.

Si la grande abondance est nuisible à quelques uns, elle est un bien pour la France, sous plusieurs rapports, et notamment parce qu'elle donne lieu à une plus grande exportation.

L'article suivant indiquera les moyens d'augmenter les récoltes, par le renouvellement du bois.

---

## MANIÈRE DE RAJEUNIR LE BOIS DE LA VIGNE.

La connaissance la plus utile à un vigneron est celle de savoir bien renouveler le bois de la vigne : c'est là que se trouve le grand avantage de la vigne en cordons. Ce n'est pas assez de maintenir la belle tapisserie que donne un cordon, il faut rajeunir le bois, parce que c'est le renouvellement qui produit l'abondance. Par la direction horizontale de cette vigne, les plants se prêtent mutuellement secours : pendant qu'un cep se renouvelle en partie, ou qu'il se rajeunit en entier, les deux voisins se chargent de le remplacer, non seulement pour occuper son espace, mais encore pour les fruits qu'il devait porter. Ce renouvellement n'appartient qu'à la vigne dirigée en cordons, il ne peut se faire sur la vigne verticale. On ne peut tirer bon parti d'un plant isolé, parce qu'il est trop difficile de le renouveler

Si l'on examine, par exemple, une mère-branche de cinq âges différents, on distinguera facilement les âges par le fruit : les souchets placés sur la partie la plus vieille donnent peu de raisins, et le nombre en augmente, ainsi que la beauté, jusqu'à la dernière taille. Il n'y a que l'expérience, ou l'inspection qui peuvent faire connaître combien les souchets placés sur le vieux bois sont inférieurs en production, à ceux qui sont sur le jeune bois, et surtout à la production des allonges. Il suit de-là qu'il est extrêmement essentiel de rajeunir le bois, pour obtenir une bonne récolte. Ce n'est que sur le jeune bois que Bacchus dépose ses libéralités.

Les parties qui se renouvellent sont les mères-branches et les souches; nous allons indiquer la manière de faire ces renouvellements.

Les mères-branches se renouvellent de trois manières. La première, en substituant l'allonge d'un plant, à la mère-branche du cep voisin, et coupant cette dernière d'autant. Par le moyen des allonges, les mères-branches des ceps voisins se poussent alternativement, et tandis que l'une avance l'autre recule. C'est ainsi que les mères-branches allant horizontalement peuvent se rajeunir l'une après l'autre. Secondement, une mère-branche se renouvelle par un remplaçant. Comme il a déjà été dit, celui qui ébourgeonne ne peut trop s'occuper de la taille de l'année suivante ; puisqu'il doit choisir et laisser grandir les allonges et les pousses de souchets qui doivent être employées à rajeunir. Troisièmement, une mère-branche se renouvelle en employant en même temps les deux premiers moyens dont il vient d'être question, c'est-à-dire l'allonge et le remplaçant. Quand on laisse sur une mère-branche un remplaçant et une allonge, il faut baisser le remplaçant et l'étendre le long de la mère-branche en l'assujettissant par deux ou trois ligatures.

Si on laissait tout le bois de la mère-branche dans l'endroit où le remplaçant est couché, souvent il y aurait confusion de bois ; c'est pour éviter la trop grande quantité des pousses à venir, que l'on coupe tout ou partie des souchets de la mère-branche, vis-à-vis le remplaçant couché. On ne doit pas craindre de renouveler souvent : je re-

renouvelle du bois qui n'a qu'un an de rapport en employant une longue pousse de souchet.

Passons au renouvellement de la souche. La souche n'a pas besoin d'être rajeunie aussi souvent que les mères-branches; c'est le mauvais état du plant qui fait connaître si cette opération est nécessaire. Pour renouveler la souche, on conserve le plus beau des gourmands qui croissent sur ses racines, pour faire une nouvelle souche. On coupe ce gourmand à six ou sept pouces de hauteur. L'année suivante, on lui fait prendre deux mères-branches auxquelles on ne donne que quelques pouces de longueur. Tandis que le jeune plant croît, on raccourcit les mères-branches du vieux, en lui substituant les allonges voisines, et l'on ne coupe entièrement le vieux cep, que quand le jeune peut le remplacer.

Si la vieille souche ne pousse pas de gourmands, on la tronçonne pour en obtenir un. Quelquefois la souche coupée ne produit des rejets qu'à la deuxième année.

Si la souche est morte, on la remplace par un nouveau plant, après avoir bien extirpé les racines, et avoir mis de la terre neuve dans la fosse.

On verra à l'article de l'entretien de la vigne, la critique que nous faisons, sur le provignage, pour rajeunir les plants.

On peut encore renouveler la vigne, et même en changer le fruit, par le secours de la greffe. La vigne se greffe de deux manières : ou en fente, ou à deux becs.

Pour celle en fente, on donne à la greffe environ quinze pouces de longueur, dont quatre pouces en vieux bois, et le surplus en bois de la dernière pousse. La greffe se taille en forme de coin un peu plus mince d'un côté que de l'autre. Il faut découvrir la souche; la scier à quelques pouces au-dessous de la superficie de la terre; unir la coupure avec la serpette; fendre la souche d'environ trois pouces; ouvrir la partie fendue pour y placer la partie en coin de la greffe; appliquer la poix blanche, et faire un amas de terre que la greffe domine de trois ou quatre pouces.

Après avoir décrit l'opération, il convient de déduire les raisons du mode employé. La greffe se met en terre, pour prendre des racines en même temps qu'elle se colle à la souche. Une partie de vieux bois convient à la greffe, parce qu'il a plus de consistance que celui de la dernière pousse, et aussi parce que les racines prennent naissance principalement dans le bourrelet qui sépare les deux âges ou pousses. La partie du coin qui est la plus mince se met du côté du centre de la souche, afin que la partie plus épaisse du même coin colle mieux. Lorsque l'écorce de la souche est plus épaisse que celle de la greffe, elles doivent coïncider à l'intérieur et non à l'extérieur, afin que la sève puisse communiquer directement de la souche à la greffe. Si la souche ne serre pas assez la greffe, on la lie avec un petit osier.

La poix blanche qui s'applique à l'extrémité de la greffe et sur la partie coupée et fendue de la souche, sert à empêcher la perte de la sève. Si la souche mouille par la sève; au lieu d'employer la poix qui ne s'attache pas à ce qui est humide, on se sert de suif que l'on ratisse avec un couteau et que l'on applique fortement avec le pouce. Si la souche est grosse, on peut y mettre deux greffes.

Voici comment la greffe à deux becs se fait. Il faut faire une fosse qui ait au moins l'étendue et la profondeur que l'on donne à une fosse pour provigner; coucher dans la fosse une ou plusieurs souches, et distribuer çà et là tous les membres, pour faire une greffe sur chacun. Après cette préparation, on coupe un membre en donnant à la coupure une direction oblique et allongée, en forme de bec de flûte; on taille la greffe de la même façon; on ajuste les deux coupures l'une sur l'autre, et on les assujettit avec du chanvre ou autres ligatures; on couche la partie greffée dans une terre douce et on la couvre d'une pierre. Quand tous les membres sont greffés, on remet dans la fosse une quantité suffisante de terre.

Pour ne pas charger le narré de l'opération, nous nous sommes abstenus d'y joindre plusieurs observations que nous allons placer ici. La greffe à deux becs, qui produit un effet merveilleux pour la vigne dont les plants sont épars et sans ordre, convient

moins à la vigne en cordons. Cette différence vient de ce que dans la vigne épaisse,
on fait beaucoup de greffes dans le même
endroit ; tandis que dans la vigne en cordons, les plants devant être éloignés, on
ne peut faire qu'une greffe par fosse. Les
membres de la souche se coupent dans un
endroit uni , à une distance plus ou moins
grande de la souche. Les coupures sont al-
longées en bec de flûte , afin de donner la
facilité de les maintenir ensemble , par une
ligature, et afin qu'il y ait plus de points de
contact entre la souche et la greffe , pour
la communication de la sève. La longueur
ordinaire des becs est de douze à quinze
lignes. Les deux becs doivent être, autant
que possible, de la même longueur et grosseur , pour que le passage de la sève ne
trouve pas d'obstacle. On peut greffer sur
le vieux bois, ou sur le nouveau. Pour que
la sève se perde moins , on contourne plusieurs fois la ligature sur elle-même. La
greffe n'a pas de longueur déterminée ; plus
la partie couchée en terre est longue, mieux
elle prend racines ; seulement la partie hors
de la terre est de quatre ou cinq pouces.
La pierre que l'on met sur la greffe sert à
prévenir les accidents qui pourraient l'at-
teindre, notamment celui de la décoller, en
bêchant, paisselant, etc. La greffe en fente
et celle à deux becs se font quand la sève
est en mouvement. On peut prolonger le
temps de greffer : il y en a qui greffent

6

encore quoique la sève ait déjà donné du développement à la vigne ; mais ceux-là ont pris la précaution de couvrir entièrement de terre les brins détachés du plant, pour les empêcher de pousser, avant d'être employés comme greffes. Pour greffer on peut prendre des chevelées, et faire des becs dans le chevelu. La greffe n'a pas le seul avantage de substituer un bon fruit à un mauvais, elle a aussi celui de multiplier les plants et de rajeunir la vigne. Les greffes commencent à donner des fruits la seconde année.

Nous venons de passer en revue les différents moyens que l'on emploie pour le renouvellement de la vigne. Nous avons vu, à l'article de la plantation, que la distance d'un plant à un autre, sur la même ligne, était de neuf pieds. De ce que les plants pourraient se rejoindre, quand ils seraient espacés de quarante pieds et plus, il ne faut pas conclure que ce dernier espace leur convient. On doit sentir que le renouvellement des mères-branches s'opérerait trop lentement, si les plants étaient à une aussi grande distance. Si au contraire les plants étaient trop rapprochés, on ne pourrait donner aux allonges, qui sont la partie la plus productive de la vigne, la longueur qui leur convient.

Je taillais près de ma maison et je renouvellais le bois de la vigne, lorsqu'un vigneron vint me parler. Voyant la longueur d'un brin taillé, il le mesura et trouva qu'il avait près de deux fois la longueur de son bâton. Il se mit à rire et dit : *On voit bien que vous n'êtes pas vigneron; il faut laisser au plus trois pouces* ; et en parlant ainsi, il tirait sa serpette, pour réduire la taille à cette mesure. Je lui dis de la laisser : que devant revenir plusieurs fois, il pourrait juger laquelle des deux méthodes était la meilleure. A son retour, voyant un très-grand nombre de raisins, il soutint qu'ils tomberaient, ou ne viendraient pas à maturité. Lors de la vendange, il compta, sur la seule taille qu'il voulait réduire à trois pouces, quatre-vingts raisins, dont la majeure partie était d'une grosseur plus qu'ordinaire et tous en maturité. Attribuant cette abondance à des moyens occultes et extraordinaires, il ne voulut pas goûter le raisin.

Ce que nous avons dit jusqu'alors, sur la culture de la vigne, ne suffit pas ; il est encore d'autres soins qu'il ne faut pas négliger, pour son entretien et sa conservation; c'est le sujet de l'article suivant.

---

## DE L'ENTRETIEN DE LA VIGNE.

Avant de parler des labours que l'on donne à la vigne, il est essentiel de faire connaître une erreur qui est commune à la plupart de ceux qui travaillent à la culture de la terre. Ils sont dans la persuasion que a terre n'a pas besoin de semence, qu'elle

produit d'elle-même, et donne la naissance
à ce que l'on appelle communément mauvaises herbes, sans la participation d'aucun
germe d'une plante pareille. Cette fausse
croyance fait un tort considérable à la culture; parce qu'elle empêche de prendre les
précautions nécessaires pour se débarrasser
des plantes nuisibles.

C'est une vérité parfaitement connue, et
rien n'est plus constant, qu'aucune plante,
même la plus petite, ne peut croître sans
semence. La terre sert à développer le germe; mais elle n'est pas le principe de la
plante. On ne doit pas multiplier, sans cause,
les lois de la nature : si l'on fait l'aveu
qu'un noyer ne peut croître sans la noix qui
est sa semence; on doit convenir que le plus
petit brin d'herbe ne peut-être produit que
par sa semence. On dira peut-être que l'on
a vu croître, dans un endroit, une plante
qui n'y était pas auparavant. Nous conve-
nons que cela arrive fréquemment; mais
ce fait ne prouve pas que la terre produit
d'elle-même; c'est seulement une preuve
que la semence a été apportée par les vents,
ou d'une autre manière. Cette marche du
règne végétal est aussi celle du règne ani-
mal; car le ciron et l'éléphant ont chacun
pour principe des êtres de leur race.

Cette vérité, que la terre ne produit rien
sans semence, une fois établie, voyons ce
qu'il convient de faire pour débarrasser la
vigne des herbes qui lui portent préjudice.

Il n'y a qu'un seul moyen à employer pour les détruire, c'est celui de ne pas laisser venir les herbes en maturité.

On donne ordinairement trois labours à la vigne, par chaque année. Les labours ne sont pas suffisants pour détruire les mauvaises herbes, ainsi que nous allons le faire voir. Parmi les plantes, les unes sont beaucoup plus promptes à donner leurs graines, que ne le sont les autres, et il est hors de doute que des graines se sont répandues dans l'intervalle d'un coup de labour à un autre. Alors quel est le véritable résultat du coup de labour? On ne peut disconvenir que loin d'être contraire aux plantes égrenées, il favorise singulièrement leur accroissement et leur multiplication. Il ne faut pas se contenter de labourer, il faut sarcler avant la maturité des graines. Le sarclage qui se fait, entre les coups de labours, détruit en peu de temps les herbes, en leur ôtant, par cette précaution, la faculté de se reproduire.

Les labours sont beaucoup plus pour purger la vigne des mauvaises herbes, dont elle est ennemie, que pour féconder la terre. Plus la vigne est basse, ou tenue près de la terre, plus les herbes causent de dommages au bois et au fruit. Si le terrain ne produisait pas des herbes, un seul coup de labour par année serait suffisant, puisque l'on voit de très-beaux plants de vigne, dans des allées sablées, dont la terre n'est jamais remuée.

Pour que les plants produisent du bon bois et beaucoup de fruits, l'on fume de temps à autres, avec de la terre neuve, ou autres engrais, au pied de chaque cep seulement. On appelle terre neuve, celle dont les sucs n'ont pas encore servi de nourriture à la plante pour laquelle on la destine. La terre prise à une certaine profondeur est neuve pour toutes les productions; mais elle ne devient fertile que par l'action de l'atmosphère et l'influence variée des saisons. On ne laboure la pièce à fertiliser que longtemps après que la terre neuve y a été soigneusement répandue et qu'elle est bien divisée : il faut attendre que le temps ait fécondé cette terre neuve, surtout si elle a été extraite d'une fosse profonde.

Ce qui vient d'être dit, pour fertiliser la terre neuve, ne s'applique pas aux engrais provenant des animaux; car autant l'air bonifie la terre neuve épanchée, autant il détériore le fumier répandu. Les parties subtiles du fumier, celles qui sont les plus propres à la végétation, s'exhalent et se dissipent avec une telle promptitude, qu'on ne peut le remuer et le transporter sans une perte notable. Pour ne pas augmenter cette perte, on doit répandre le fumier aussitôt qu'il est transporté, et de suite le mettre en terre par le labour.

La terre météorisée, telle que celle des pelouses ou gasons, convient beaucoup pour rappeler la végétation dans les plants lanpuissants. On enlève la vieille terre que l'on remplace par la nouvelle. Le transport des terres se fait ordinairement pendant l'hiver. Les marcs de raisins sont un bon engrais pour la vigne.

Pour préserver les souches de la gelée, on amasse autour de chacune d'elles, un petit tas de terre, en forme de taupinière. Cette terre étant plus élevée et plus sèche que le surplus du terrain, empêche la gelée d'avoir autant de prise sur la souche. Dans le même territoire il y a des coteaux plus frappés par la gelée que d'autres : on peut dire, en thèse générale, que la vigne qui reçoit le soleil levant est moins exposée aux dégats causés par la gelée du printemps, que celle qui reçoit le soleil plus tard. La raison est sensible : le soleil à son lever a peu de chaleur, à cause de l'obliquité de ses rayons, et cette chaleur va en augmentant jusqu'à midi au moins. La vigne exposée au levant dégele donc lentement; tandis que celle qui reçoit le soleil plus tard dégele en peu de temps. C'est ce dégel trop prompt qui relâche les fibres des feuilles, en rompt le tissu, et fait qu'elles restent, ainsi que les jeunes pousses, flasques et sans soutien.

Lorsque les légumes d'une planche de jardin sont atteints de la gelée, on en prévient l'effet, en arrosant avant que la planche reçoive les rayons du soleil. L'eau qui tombe de l'arrosoir en forme de pluie, rompt et fait tomber la petite glace qui n'est plus à craindre ; mais ce procédé ne peut guère être mis en usage pour la vigne. Il y a des personnes qui emploient la fumée pour empêcher la gelée, ou prévenir ses effets.

Tout le monde sait que la vigne demande à être bien exposée au soleil : cependant un temps sombre et couvert lui convient quelquefois. Si après une gelée du printemps, le soleil ne paraît pas, la gelée ne cause pas de dommages.

Le temps couvert convient encore à la vigne, après les fortes rosées et les pluies. Si la vigne étant mouillée, le soleil est ardent, alors la trop grande attraction qui se fait sur l'eau, dont sont imbues les feuilles et les jeunes pousses, grille la vigne, et cause la maladie appellée *rouget*. C'est une expérience fort simple, qui a achevé ma conviction, que la cause du rouget était celle dont il est question.

J'ai fait tremper dans un vase d'eau, pendant vingt-quatre heures, une branche de vigne avec ses feuilles, et j'ai ensuite exposé au grand soleil, cette branche qui n'avait pas été détachée de la souche. Peu de temps après le rouget s'est manifesté, et les feuilles ont été desséchées. Le surplus du plant n'a pas été atteint de la maladie. Les bienfaits et les disgrâces ont quelquefois un auteur commun : si le soleil est l'âme de la vigne et la vivifie, il se réunit aussi quelquefois à la gelée et à la pluie pour porter préjudice à cette plante.

Lorsque l'année est tardive et que le raisin ne mûrit que difficilement, on peut enlever une partie des feuilles et couper le sommet des pousses, une huitaine avant la vendange ; afin que le raisin reçoive plus de soleil. Quand le raisin est atteint de la gelée, c'est en vain que l'on étêterait, on ne doit plus attendre de maturité; plus on tarde à couper le raisin gelé, moins il est bon.

La maturité du raisin se reconnaît à ces signes : queue brune, grappe pendante, grains amollis, transparents et faciles à détacher, suc doux, pépins fermes et non glutineux. La vendange se fait autant qu'il est possible par un temps sec. Je ne m'occupe pas des vins qui demandent des procédés particuliers : le temps sec que j'indique pour la vendange ne conviendrait pas au vin mousseux qui veut que le raisin soit cueilli pendant la rosée.

Il est essentiel qu'un propriétaire de vignes connaisse les soins qu'il faut lui donner, pour diriger ceux qu'il emploie, faire travailler en temps utile, et prévenir ou réparer les fautes des ouvriers. Quand vous faites choix d'un vigneron, prenez un homme probe et non propriétaire de vignes. Les vignes marchandées en tâche sont rarement aussi belles et aussi productives que celles des vignerons. La plupart ne se donnent pas la peine de découvrir le pied du plant, pour

7

enlever les rejets qui en causent l'appauvris-
sement : ils font et vendent les marcottes à
l'insçu du maître, etc. A la seule inspection
l'on distingue les vignes qui appartiennent
aux vignerons, de celles dont la culture est
marchandée. Ils emploient aux travaux de
leurs propres vignes le temps le plus convenable ( ce qu'ils appellent les bons jours ) et
travaillent à celles qui leur sont confiées,
sans considérer si le temps est convenable
ou contraire. Je connais un propriétaire
qui traitant avec son vigneron, pour façonner sa vigne, au pied de laquelle est un
chemin, imposa cette seule clause : *La vigne sera façonnée de manière à faire croire
aux passants qu'elle appartient à un vigneron.*

Il est des vignerons qui ne considèrent
uniquement que le salaire qui leur est pro-
mis, sans songer à la perte qu'ils font éprou-
ver à ceux qui les emploient. Un propriétaire passant dans sa vigne, un jour de
gelée de printemps, trouva son vigneron
qui la labourait, travail qui était nuisible,
à raison de la gelée. *Bon jour, monsieur,*
dit le vigneron. Les *bons jours* sont pour
toi et non pour moi, répondit le maître,
et il le congédia.

Après avoir signalé quelques infidélités
des vignerons, nous continuerons d'exami-
ner ce qu'il convient de faire pour l'entretien de la vigne.

Quand une souche est trop vieille et

qu'un gourmand sort de ses racines , on le conserve , pour faire une nouvelle souche. Si la vieille souche ne produit pas de gourmand on la tronçonne au niveau de la taupinière, pour obtenir un gourmand. Si l'on coupait la souche entre deux terres , il arriverait souvent qu'elle ne repousserait pas.

On doit couper proprement la vigne , et avoir une scie en tire-botte , pour les cas où la serpette ne suffit pas. Les souches se tronçonnent avant l'hiver et l'on couvre d'un peu de terre la partie coupée , pour prévenir les effets de la gelée. Quand cette opération se fait avant l'hiver, on n'a point à craindre la perte de la sève. Les autres parties du cep ne se coupent qu'après l'hiver, ne pouvant les garantir de la gelée comme la souche.

Lorsque l'on coupe une souche , ou une grosse branche de vigne , au printemps, la perte de la sève est souvent si considérable, qu'elle produit la mort du cep. Le remède pour prévenir ce mal , est de ne jamais couper une souche ou une grosse branche , sans appliquer sur la coupure, du suif amolli que l'on étend fortement avec le pouce. Lorsque la souche est morte, on lui substitue un nouveau plant.

Provigner, c'est coucher en terre les branches d'un cep afin de multiplier les plants et les renouveler. C'est une opération dispendieuse et meurtrière qu'il faut bannir. Les provins font languir et même mourir leur mère ; parce que le jeune bois s'empare de la sève et prive la mère de nourriture. Si l'on provignait en même temps tout ce qui appartient à la souche mère, l'opération pourrait se tolérer ; mais presque toujours le plant primitif est à une grande distance de l'endroit où l'on provigne. Le provignage forme dans la terre un tissu de racines qui causent des maladies à la vigne, et comme tout se tient, le mal se communique. Au lieu de provigner, il faut arracher la vigne quand elle est trop vieille, et quelques années après, la replanter à neuf. Nous disons quelques années après, parce que les sels propres à la nourriture de la vigne étant épuisés, il faut leur donner le temps nécessaire pour se reproduire.

Si l'on ne se détermine pas à arracher la vigne dépérissante, il faut au moins la rajeunir, ce qui se fait en coupant toutes les souches, au niveau du terrain. On manquerait l'opération, si l'on se contentait de couper çà et là quelques plants ; l'exploitation doit être entière, parce que les plants qui resteraient seraient nuisibles aux nouveaux rejets.

L'année qui suit cette opération est nulle pour la récolte, et le produit de la seconde année est très-faible ; mais l'on est dédommagé par les récoltes suivantes.

Si une vigne est restée sans culture pendant une ou deux années ; il n'y a que deux moyens à employer, celui d'arracher, ou de couper contre terre.

Ce qui vient d'être dit s'applique beaucoup plus à la vigne, dont les plants sont épais, qu'à la vigne en cordons qui ne se provigne pas.

La vigne qui donne un grand revenu quand elle est bonne, est une propriété onéreuse quand elle est mauvaise : elle demande un sol convenable et veut être bien entretenue.

En mil huit cent onze l'on a fait beaucoup de vin, et sa qualité était bien supérieure à celle de toutes les récoltes dont les anciens pouvaient se rappeler. On a donné à ce vin, le nom de *vin de la comète*, parce que l'on attribuait sa supériorité à l'influence d'une grande comète, qui se promenait alors sur notre horizon. En mil huit cent quatorze les armées des puissances alliées ont occupé et couvert la France ; les soldats qui ne connaissaient de la langue française que le mot *comète* qu'ils répétaient sans cesse, se gorgeaient les jours et les nuits de ce nectar qu'ils ont épuisé : et de cette incomparable récolte, ils n'ont laissé que le souvenir.

Une injure nous a été faite, et une grande indemnité nous est due. C'est dans l'amélioration de la culture de la vigne que nous trouvons une vengeance permise et l'indemnité ; puisque l'amélioration nous procure une vente plus considérable, et la faculté d'augmenter à volonté le tribut que nous sommes en possession de lever sur ces gosiers arides.

Après avoir parlé de l'entretien de la vigne, disons quelque chose des treilles accollées contre les murs.

---

## DES TREILLES ADOSSÉES AUX MURAILLES

On voit peu de treilles dans les pays qui ne sont pas vignobles, parce qu'on ne sait pas les gouverner. De ce qu'il n'y a pas de treilles dans un pays, il ne faut pas se persuader qu'elles ne peuvent y réussir, et que le lieu est frappé de stérilité : on peut cultiver la treille, contre un mur exposé au soleil, dans tous les arrondissements de la France. Ceux qui doutent du succès, par rapport à la localité, ont presque toujours une crainte mal fondée. Il est facile de se procurer et d'avoir sous sa main un fruit délicieux qui demande peu de soin. Trop souvent l'insouciance diminue nos ressources, et nous impose des privations mal entendues. Ne pas appliquer une treille contre un mur qui lui est propre, et ne tirer aucun autre avantage de l'emplacement, c'est dédaigner les offres de la nature. Un cordon bien dirigé fait l'ornement de la maison qui en est tapissée, il flatte l'œil du passant et annonce un propriétaire qui sait mettre à profit les moyens qui lui sont offerts. Une treille paie largement les soins que l'on prend d'elle.

On peut facilement, avec l'instruction sur la vigne en cordons gouverner une treille; parce que tout ce qui a été dit, pour la vigne en grande pièce, convient à la treille : nous y ajouterons seulement quelques observations.

Le cordon s'établit à l'élévation que le local demande. On peut faire plusieurs cordons, à différentes élévations, si la muraille le permet. On pourrait faire plusieurs cordons les uns au-dessus des autres avec le même plant; mais cette opération ne convient pas, tant parce que le plant serait chargé de trop de branches principales, que par la difficulté de renouveler le bois convenablement. Au lieu de faire plusieurs cordons avec le même plant, on multiplie les souches, et l'on ne donne à chaque plant que deux mères-branches et une seule ligne horizontale. On laisse un espace vide entre chaque cordon.

Pour qu'un cep ait un plus grand nombre de racines, et par conséquent plus de vigueur, on le plante à plusieurs pieds de l'endroit où l'on veut que sa tige soit par la suite. Quand le plant a suffisamment poussé, on le couche en terre assez profondément, et sa tige se place dans l'endroit où l'on veut qu'elle reste. Un cep unique ou isolé a peu de mérite, attendu la difficulté de renouveler son bois.

Si le local ne permet pas de donner à un cep deux mères-branches, on ne lui donne qu'une branche principale. Dans ce cas, on peut laisser une plus grande distance entre les plants que dans une pièce de vigne. On peut les mettre à quinze ou vingt pieds les uns des autres.

Le treillage se fait à peu de frais, avec du fil de fer arrêté par des clous fixés dans le mur. On peut aussi faire le treillage en bois.

Si le cordon est à une grande élévation, son fruit ne jouit pas des exhalaisons de la terre, autant que celui d'une pièce de vigne; mais en échange il est plus échauffé par les rayons du soleil, et il reçoit un air plus libre. J'ai cependant remarqué que le muscat dit l'épicé, qui a la peau très-dure, a besoin d'être près de terre, et d'en recevoir les évaporations, pour s'amollir et parvenir à une véritable maturité.

En parlant du renouvellement du bois, nous avons dit combien cette opération est essentielle, et nous en avons déduit les effets qui sont de rendre la récolte beaucoup plus abondante.

On fait aussi des treilles en cordons, sans les appliquer à des murailles. Le bois flexible de la vigne traverse une allée de jardin, une cour, une rue, à l'élévation que l'on juge à propos de lui donner. On soutient le cordon en l'air avec du fil de fer attaché aux deux extrémités, à des murs, poteaux, ou arbres. Pour un cordon de cette espèce, on plante un cep à chaque extrémité; pour se rejoindre et se renouveler. Le pavé d'une cour n'est pas un obstacle pour planter un cep de vigne, on peut paver sur ses racines.

Pour donner plus de qualité aux raisins blancs que l'on destine pour la table, et les faire jaunir, il suffit de les plonger dans un vase d'eau, pendant l'ardeur du soleil. Cette opération se répéte trois ou quatre fois, quelques temps avant la maturité. Il faut plonger le fruit, attaché à la branche, et non l'asperger; parce que l'eau qui tomberait sur les feuilles pourrait produire le rouget.

Après avoir fait part des remarques et observations que j'ai faites dans l'étude de la vigne, il n'est pas inutile de faire connaître les avantages de la vigne en cordons.

## AVANTAGES DE LA VIGNE EN CORDONS.

La plantation telle que nous l'avons conseillée, est moins dispendieuse que celle de la vigne ordinaire; puisqu'il faut moins de fournitures et moins de travail.

Son entretien est plus facile, exige moins de peines et moins de dépenses.

Tandis que la jeune vigne croît et se fortifie, on peut occuper une grande partie du terrain à la culture de la pomme-de-terre, des haricots, etc.

8

Elle se laboure plus facilement que la vigne dont les plants sont serrés et sans ordre : le vigneron agit avec aisance, et l'outil joue librement.

La taille n'est pas pénible ; c'est un travail qui a de l'attrait pour celui qui l'a étudiée, et qui la connaît.

Le treillage ne se replace pas chaque année, comme dans les vignes ordinaires, il suffit de l'entretenir.

Au lieu d'attacher à un échalas une touffe de branches, dont le milieu est privé d'air et de soleil, les pousses s'accollent séparément ou seulement deux ensemble, à la traverse ou ligne du haut.

L'ébourgeonnement est facile ; mais il demande de l'attention, surtout relativement aux allonges et aux pousses de souchets que l'on destine à être remplaçants, pour servir à la rénovation du bois. On doit toujours prévoir quelle sera la taille de l'année suivante.

La gelée est moins à craindre pour les vignes en cordons que pour les autres ; parce que tout son fruit est à une distance suffisante de la terre, tandis que dans les autres vignes, une grande partie du fruit est trop près de la terre.

Dans les vignes ordinaires une grande quantité de raisins pourissent, parce qu'ils sont posés à terre, sont chargés de boue, et sont privés de la circulation de l'air : ce dépérissement n'a pas lieu dans les vignes en cordons.

La coupe du raisin se fait avec la plus grande aisance, et il s'en trouve peu qui échappent à la vue des vendangeuses.

La vigne en cordons ne se provigne pas, ce qui évite une forte dépense; et les plants sont exempts des maladies que le provignage occasionne par le tissu et l'encombrement des racines.

Les ceps n'étant pas en aussi grand nombre, la terre n'est pas autant effritée et épuisée.

Pour améliorer la vigne avec de la terre néuve, ou autres engrais, il suffit d'en environner la souche, tandis qu'il faut en répandre partout dans les vignes épaisses.

Le bois mûrit mieux et les fruits ont une maturité plus égale, dans les vignes en cordons, que dans celles dont les brins sont rassemblés en touffes.

La ligne horizontale que suivent les plants en cordons, donne la facilité de remplacer le vieux bois par du jeune : cette opération est impossible, dans les vignes dont les plants s'élèvent en ligne droite, et conservent la perpendiculaire. C'est principalement dans le renouvellement du bois, que consiste le mérite de la vigne en cordons.

Il est d'expérience que la vigne en cordons produit beaucoup plus que la vigne ordinaire : cette grande production vient de ce que les plants se rajeunissent les uns après les autres, sans laisser de lacunes dans le cordon.

Il n'est que trop certain que la vigne court souvent des dangers que le travail et la prévoyance ne peuvent détourner : elle exige des soins, et le succès est encore soumis à la volonté de celui qui gouverne tout.

Nous croyons nous être étendu suffisamment, sur ce qui concerne la vigne : il ne reste plus qu'à faire connaître les procédés qui conviennent pour faire le vin, et faire sentir les vices d'une méthode qui est trop répandue.

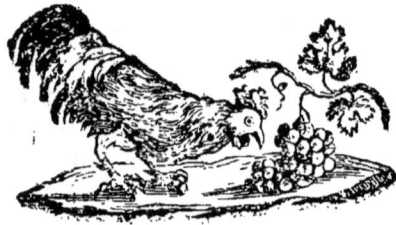

# MANIERE

## DE FAIRE LE VIN.

Il y a beaucoup de cuves, dans nos pays, qui ont plus de diamètre dans le haut que dans le bas; ou ce qui est la même chose, ont une ouverture plus grande que le fond.

La fermentation se fait mieux, dans une cuve dont le diamètre du bas est plus grand que celui du haut : c'est donc mal à propos qu'on leur donne la forme contraire. La cuve dont l'ouverture est moins grande que le fond a encore un autre avantage, celui de rester bien cerclée ; tandis que dans l'autre forme les cercles tombent.

La vendange doit être bien foulée ou écrasée, en la mettant dans la cuve. Pour cette opération qui se fait diversement, on peut suivre la manière ci-après. Non seulement cette manière est très-commode ; mais l'instrument employé pour le foulage, doit encore servir à une autre opération indispensable pour faire le vin.

On fait avec des planches deux demi-cercles qui sont cloués et arrêtés séparément. Ces deux pièces mises à côté l'une de l'autre forment une espèce de table ronde, en deux parties. Au lieu de joindre les planches qui composent chaque demi-cercle, on laisse une ou deux lignes d'intervalle entre chacune.

Dans le pourtour intérieur de la cuve, à sept pouces au-dessous du bord, on cloue quatre mentonnets d'un pouce et demi d'épaisseur, sur quatre au carré. Sur ces mentonnets l'on pose deux barres ou traverses. Ces traverses sont parallèles] entr'elles, et espacées du tiers du diamètre de la cuve. Sur les traverses on place les deux demi-cercles, pour former un plancher rond qui a l'étendue de l'intérieur de la cuve. Pour éviter la bascule que pourrait faire le plancher, lorsqu'il serait chargé, on met dessus deux autres traverses dont les deux bouts se placent sous quatre autres mentonnets supérieurs. Ces quatre derniers mentonnets, qui peuvent avoir la forme des premiers, se clouent au niveau du bord de la cuve, et dans la direction des autres.

On sent qu'il faut employer du bois qui ne peut donner un mauvais goût au vin, et que le tout doit être tenu proprement.

La vendange se verse sur le plancher, à mesure qu'elle arrive, et un ouvrier la foule et l'écrase avec ses sabots. Quand le foulage de la cuve est achevé, on ôte le plancher et les traverses.

Souvent le gonflement causé par la fermentation remplit trop la cuve, ce qui exige de la surveillance : c'est ce gonflement qui
ne permet pas de déposer dans la cuve, tout
ce qu'elle pourrait d'abord contenir.

Pour que la fermentation soit simultanée
et bonne, la cuve doit être remplie dans un
court espace. Quand on met beaucoup de
temps à remplir la cuve, la fermentation n'est
pas égale pour toutes les parties, et se fait
mal.

Nous allons faire connaître les vices d'une
méthode fort répandue, pour faire le vin.

Lorsque la vendange est dans la cuve,
l'usage ordinaire est de replonger les grappes qui se sont élevées, et l'on renouvelle
souvent cette opération, jusqu'à ce que le
vin soit fait.

Cette pratique est très-contraire à la qualité du vin. Les grappes étant élevées en
forme de chapeau, au-dessus de la liqueur,
l'air les dessèche, en s'emparant de la partie
sucrée, et les charge d'acide. Il est hors de
doute que chaque fois que l'on replonge le
marc, l'on fait passer l'acidité dans le vin,
ainsi que le goût de grappes. On ne pourrait mieux faire, si l'on avait pour but d'enlever le principe de la liqueur.

Après la critique de l'usage ordinaire,
voyons ce qu'il convient de faire pour éviter les vices reprochés, et pour bien opérer.

L'effet cesse quand la cause est détruite,

c'est une maxime constante. Puisqu'il est reconnu que l'aigreur a pour cause le contact de l'air avec les grappes ; il est évident qu'il n'y aura plus d'acide, si les grappes ne sont pas frappées par l'air. Pour empêcher l'acidité, le marc ne doit jamais se porter au-dessus du vin ; c'est le vin qui doit renfermer et couvrir le marc, pendant tout le temps de la fermentation. Le marc se maintient dans la liqueur, par un procédé qui est aussi simple, qu'il est avantageux.

Nous avons dit que le plancher qui avait servi au foulage de la vendange devait encore être employé à un autre usage : nous allons en faire un couvercle pour comprimer les grappes, et les empêcher de se porter au-dessus de la liqueur.

Aussitôt que la vendange est foulée, comme nous l'avons dit, et que la cuve renferme tout ce qui doit y être déposé, le couvercle se pose dans l'intérieur de la cuve. Ce couvercle touche la liqueur, ou y est enfoncé de son épaisseur seulement, et non plus. On pose sur le couvercle deux barres ou traverses, dont les bouts se placent sous les quatre mentonnets du haut.

Si la cuve n'est pas assez pleine, et qu'il reste de l'espace entre les mentonnets et les traverses, on met du bois dans les vides, pour appuyer les traverses.

Si le couvercle n'est pas assez grand pour occuper tout l'intérieur de la cuve, on pousse chaque demi-cercle contre les parois de la cuve, et l'on ajoute un linteau, ou pièce d'alaise, pour occuper le vide qui se trouve entre les deux parties.

Par les dispositions qui viennent d'être indiquées, le couvercle est en état de résister aux efforts que fait la fermentation pour élever le marc, et le porter au-dessus de la liqueur, où il s'aigrirait.

Si le couvercle ne touchait pas la liqueur, l'air frapperait la grappe, ce que l'on veut éviter; si le couvercle était arrêté trop profondément et maintenait le marc au fond de la cuve, le spiritueux se combinerait moins bien, et le vin serait moins saturé.

Lorsque la vendange a été bien pilée, chose essentielle, et que le couvercle est placé pour maintenir le marc dans la liqueur, on ne touche plus à la vendange, tant qu'elle reste dans la cuve. Les grappes étant comprimées, la fermentation cause des bouillonnements si forts, que le haut de la cuve est en flots de vin. La difficulté qu'éprouve l'air à s'échapper de la vendange est la cause de cette grande agitation.

Le vin a beaucoup plus de liqueur et de qualité quand le marc a été renfermé continuellement, que lorsque les grappes ont été alternativement desséchées et replongées. Le vin tiré de la cuve est aussi plus clair et moins chargé de lie. Il est évident qu'en employant des ouvriers pour replonger continuellement le marc, c'est non seulement multiplier les travaux et faire

9

une dépense inutile ; mais encore acheter une chose nuisible.

Les deux manières d'opérer ont été employées par le même propriétaire, aux dernières vendanges, avec des raisins de pareille qualité : cette expérience a confirmé qu'il fallait renfermer le marc dans la liqueur.

Il y a des propriétaires qui font égrapper la vendange, c'est-à-dire, détacher les grains des grappes pour les faire fermenter séparément. Le but de cette opération est d'empêcher que le vin soit atteint de l'aigreur que l'air donne aux rameaux des raisins.

On conçoit aisément qu'il est inutile d'égrapper, lorsqu'on emploie un couvercle pour maintenir les grappes dans la liqueur ; puisque ces deux opérations produisent le même effet, celui d'empêcher le vin de prendre l'acide de la grappe.

De ce que ces deux opérations ont quelque chose de commun, l'on ne doit pas croire qu'elles sont également bonnes, et qu'il est indifférent d'employer l'une ou l'autre.

L'on ne doit pas égrapper, parce que l'opération est longue et dispendieuse ; que les pellicules qui surnagent sont frappées par l'air et donnent encore de l'acide ; et aussi parce que le vin qui provient des rameaux égrappés est d'une très-mauvaise qualité.

Il faut suivre l'autre manière d'opérer, celle de maintenir les grappes dans la liqueur, non seulement parce que l'opération est plus

simple et moins dispendieuse que celle d'é-
grapper; mais aussi parce que le marc comprimé dans la liqueur produit, au pressoir,
un vin qui est encore plus délicat que la
goutte. On appelle vin de goutte, celui tiré
de la cuve avant de mettre le marc sur le
pressoir. Ce qui doit encore déterminer à
ne pas égrapper, c'est que les grappes sont
très-utiles à la fermentation et à la garde du
vin; tandis que l'opération d'égrapper produit un vin qui tourne au gras et file.

Après avoir démontré les avantages de
renfermer le marc dans la liqueur, au lieu de
le replonger, et avoir fait connaître les vices
de l'égrappage, nous allons nous occuper
du gaz qui est l'air émané de la vendange,
par la fermentation; cet air qui cause quelquefois la mort à ceux qui foulent les cuves.
La plupart des vignerons ignorent que ce
gaz est le principe conservateur du vin, et
que c'est dans lui que réside le parfum de la
liqueur.

Pour que le gaz produise l'effet qu'on
doit en attendre, on pose sur les bords de
la cuve quelques doubles de linge, et l'on
applique un couvercle en planches sur ce
linge, pour renfermer cette partie subtile
avec la liqueur. Ce couvercle doit être d'une
circonférence tant soit peu plus grande que
celle du haut de la cuve. Ce couvercle ne
se fait pas en deux parties, comme celui
des grappes, il doit être d'une seule pièce;
il ne doit point y avoir d'intervalle entre les

planches, elles doivent être rainées et bien jointes.

On pratique une petite porte sur le bord du couvercle, afin de pouvoir se rendre compte du degré d'élévation de la liqueur que cause la fermentation. Cette porte s'ouvre rarement et l'on prend garde de respirer trop de gaz.

Si je prétendais que le gaz doit être tellement bien renfermé, qu'aucune partie ne dût s'échapper, on aurait raison de soutenir qu'il romprait le vaisseau le plus solide. Je conviens donc que l'on ne peut le renfermer tout entier; mais je veux seulement le conserver autant que possible dans la liqueur, et encore que la partie échappée de la cuve tourne au profit du vin : voici de quelle manière.

On sait qu'un tonneau dans lequel la vendange a fermenté est beaucoup plus propre à recevoir le vin qu'il ne l'était auparavant. C'est à cette préparation que je veux employer le gaz échappé de la cuve.

On fait dans le couvercle un trou plus petit que celui de la bonde d'un tonneau. On met dans ce trou une canelle droite ou tube, de la longueur de cinq à six pouces. A la partie supérieure du tube est une soupape que le gaz fait lever, quand la cuve en est trop chargée. Au lieu d'une soupape à talon fixé, l'on peut mettre une petite boule pour soupape. Pour empêcher que la boule-soupape soit jetée hors de l'endroit qu'elle occupe, on la renferme dans une espèce de petite cage attachée au haut du tube. Cette cage peut se faire avec un morceau de filet, ou avec du petit fil de fer. C'est ainsi que la boule-soupape monte et descend sans pouvoir être jetée de côté.

Les choses ainsi disposées, on place un tonneau vide sur le couvercle, en mettant le tube dans la bonde. Aussitôt que ce tonneau est rempli du gaz qui sort de la cuve, on le retire et l'on a soin de le bondonner sur le champ, pour ne pas laisser sortir l'air subtile qu'il renferme. On prépare ainsi tous les tonneaux, les uns après les autres, et pleins de parfum ils sont bien disposés à recevoir le vin.

On dit qu'un tonneau est en bonne lie, quand il contient, ou a contenu du bon vin, ce qui est une disposition pour en recevoir de l'autre. Un buveur disait, avec les gestes du contentement, qu'il était *en bonne lie*, pour exprimer qu'il venait de boire du bon vin et était préparé pour une nouvelle libation. *Spumat plenis vindemia labris.* Virg.

Plusieurs écrivains ont beaucoup vanté les qualités du gaz produit par la fermentation de la vendange ; mais je n'en connais point qui aient indiqué la manière de recueillir et d'utiliser la partie échappée de la cuve.

Il paraît peut-être à ceux qui tiennent à l'ancien usage, que la manière que j'indique pour faire le vin exige une augmentation de

besogne dont la mode ordinaire les dispense.
Il est facile de faire voir le contraire par
cette seule observation, qu'il y a plus de
travail à fouler fréquemment la cuve
d'après l'ancien usage , qu'à poser deux
couvercles et recueillir le gaz dans les tonneaux vides : ces deux opérations sont les
seules qui ne sont pas communes aux deux
manières d'opérer. Au surplus quand il en
serait autrement, le choix doit toujours être
en faveur de la meilleure méthode.

Il est très-important de connaître le moment de décuver, ce qui est ignoré par le
plus grand nombre des vignerons.

Le moment de tirer le vin de la cuve est
celui où le vin en fermentation a acquis
toute sa force et toute la propriété dont il
est susceptible. Il est bon de remarquer que
quand la fermentation commence à s'établir,
le vin s'élève et la cuve devient plus pleine.
Le vin parvenu à son plus haut point d'élévation demeure quelques temps stationnaire,
et il s'abaisse ensuite progressivement par
un mouvement rétrograde. Il est reconnu
que la chaleur dilate l'air et lui fait occuper
un plus grand espace. Le gonflement qui s'o-
père dans la cuve , lors de la fermentation, a
donc pour cause la dilatation de l'air renfermé dans la vendange. Par suite de la
même cause , quand la chaleur ou la fermentation diminue, la liqueur s'abaisse.

Le moment de tirer le vin de la cuve est
celui, où après avoir été stationnaire, il a
un peu baissé.

Il est bon d'observer que quand le marc n'est pas comprimé dans le vin, et que la liqueur commence à baisser, l'on ne peut trop se hâter de décuver; parce que le chapeau des grappes étant alors très-desséché, l'acide augmente considérablement. Cette augmentation d'acide est bien prouvée par la différence qui se trouve entre le vin de goutte et celui qui vient du pressoir, lorsque les grappes ont surnagé.

Quand le marc est comprimé dans le vin, l'acide n'étant pas à craindre, l'on peut attendre, pour décuver, que la liqueur soit descendue à moitié de l'espace qu'elle a parcouru pour s'élever.

La plupart de ceux qui font le vin emploient le sens du goût, pour connaître le moment de décuver. C'est lorsque la saveur sucrée est remplacée par la saveur vineuse. Dès que l'on s'apperçoit, en goûtant le vin, d'une diminution marquée dans la saveur sucrée et d'une augmentation dans la saveur vineuse, il est temps de tirer le vin de la cuve.

Cette manière bonne en elle-même est souvent fautive; parce que peu de personnes ont le goût assez fin pour saisir le moment convenable.

On sait que le marc doit être mis sur le pressoir, aussitôt que le vin est tiré de la cuve, et que si l'on retardait, le marc contracterait une aigreur insupportable.

La fermentation ne se fait pas complètement dans la cuve; le vin fermente encore après qu'il a été mis dans le tonneau. Beaucoup de vignerons font écumer le vin par la bonde, pour faire sortir, disent-ils, la malpropreté. Par ce mauvais procédé, ils font évaporer la partie la plus subtile qui, comme nous l'avons déjà dit, est la base des qualités du vin et son principe conservateur.

Au lieu de faire écumer le vin, la fermentation doit se faire dans l'intérieur du tonneau, sans qu'elle jette aucune partie dehors. On ne remplit pas le tonneau entièrement, on laisse trois ou quatre pouces environ de vide, pour le gonflement causé par la fermentation. Pendant la fermentation l'on pose sur la bonde quelques feuilles de vigne et une pierre.

Toutes les fûtailles remplies de vin de goutte de la même cuve ne sont pas pareilles.

La différence vient que le vin du bas de la cuve est plus froid, ou moins échauffé que celui du haut; ce qui fait que la fermentation n'est pas aussi forte dans le bas de la cuve que dans la partie supérieure.

Pour expliquer ce qui vient d'être dit sur la fermentation, nous avons besoin de poser quelques notions, à l'aide desquelles la démonstration deviendra plus facile.

Il est reconnu que la fermentation est produite par trois choses réunies qui agissent ensemble : l'humidité, l'air et un principe de chaleur que l'on nomme *calorique*. Le calorique est la partie échauffante; il est répandu dans toute la liqueur que renferme la cuve; il dilate ou augmente le volume de l'air renfermé dans la liqueur, ce qui rend la cuve plus pleine; il cherche toujours à s'échapper en bulles d'air; il s'échappe par le haut de la cuve, comme étant l'endroit qui lui présente moins de résistance; c'est en s'échappant en bulles d'air, qu'il fait bouillonner le vin qui occupe la partie supérieure de la cuve; quand l'air dilaté a porté la liqueur à son plus grand gonflement, la liqueur baisse à mesure que l'air dilaté s'en échappe.

Ces notions posées, voyons pourquoi la cuve en fermentation n'est pas autant échauffée dans la partie inférieure que dans celle supérieure.

Supposons que le vin qui est dans la cuve a cinquante pouces de profondeur, et admettons seulement une bulle d'air dans chaque pouce de la profondeur. Nous avons cinquante bulles d'air qui sont cinquante parties échauffantes. Jusqu'ici tout est pareil, puisque chaque pouce de la profondeur jouit séparément de sa partie échauffante.

Poursuivons l'opération de la fermentation, et rappelons-nous que le calorique, au lieu de rester enseveli dans la liqueur, se porte en bulles d'air à la surface, et y produit le bouillonnement. C'est ce déplacement qui rompt l'uniformité de chaleur. En effet la bulle d'air qui est placée au cinquantième pouce de profondeur, parcourt

10

quarante-neuf pouces pour se rendre à la superficie, sa voisine en parcourt quarante-huit, et ainsi de suite.

Il est maintenant facile d'expliquer pourquoi le vin qui est à la superficie est plus échauffé que celui qui occupe le fond ; c'est que l'un est échauffé par cinquante bulles, tandis que l'autre ne reçoit la chaleur que d'une seule bulle.

C'est d'après la même cause, que l'eau chauffée dans une cafetière, est plus chaude dans le haut que dans le bas.

Il y a des vérités qui ont peine à trouver croyance, ou qui ne s'établissent que difficilement ; et peut-être que beaucoup de vignerons refuseront de croire, que la fermentation est moins forte au bas de la cuve, que dans le haut. C'est pour eux que nous allons ajouter deux observations à la démonstration qui précède.

1°. Tous ceux qui entrent dans les cuves, pour les fouler, attestent que le vin est plus froid dans le bas, que dans le haut.

2°. Si l'on compare le vin qui sort le premier de la cuve, par un robinet placé au bas, avec celui qui sort le dernier, l'on reconnaîtra que le vin du fond de la cuve, est plus froid, plus doux, et moins coloré que celui du haut. Toutes ces différences prouvent l'inégalité de la fermentation : car la fermentation échauffe, colore et enlève le goût de douceur, à mesure qu'elle devient plus grande.

Si l'on veut que la fermentation soit plus uniforme pour chaque partie de la cuve, on peut tirer le vin du bas et le verser dans le haut. Cette opération exige de la célérité; parce que le grand air détériore le vin.

On peut encore faire passer, dans le bas de la cuve, le vin qui occupe la partie supérieure. Ce changement de place s'opère en employant un entonnoir dont la douille a une longueur un peu plus grande que la profondeur de la cuve. Le bas de la douille a deux échancrures, afin de donner passage au vin que l'on verse dans l'entonnoir. On pourrait encore se servir d'une pompe, et manœuvrer tandis que la cuve serait bouchée.

Tant que le vin est en fermentation, il doit rester éloigné du vin vieux, parce que l'agitation de l'un produit l'effet de troubler l'autre : le vin nouveau peut même perdre le vin vieux, en rappelant dans ce dernier, un ferment mal éteint.

Cette communication de l'un à l'autre se fait par l'air chargé des principes de la fermentation.

Quand la fermentation est achevée, l'on remplit le tonneau et on le bondonne. Le linge que l'on met au bondon doit le contourner seulement, et non l'envelopper par dessous ; il donnerait un mauvais goût au vin s'il le touchait.

L'on doit souvent visiter les tonneaux et les remplir quand le vin est nouveau ; après

toutefois que sa fermentation est passée;
car il est inutile de les remplir pendant la
fermentation.

Dans quelques pays, le vin ne se conserve
pas plus d'une année, et dans d'autres il
se conserve pendant un temps considérable. Cette différence a pour causes principales le sol de la vigne, la qualité du plant,
la manière de faire le vin, et le lieu dans
lequel le vin est placé. Les émanations du
sol de la cave contribuent pour beaucoup
à la détérioration du vin, ou à sa bonifica-
tion et à sa garde. Souvent une mauvaise
cave pourrait devenir bonne en la pavant.
On serait souvent embarrassé pour déduire
les causes d'après lesquelles une cave est
bonne ou mauvaise.

Une erreur répandue dans quelques vignobles est celle que le vin se conserve
mieux sur sa lie, qu'en le soutirant. L'habitude a tant de force que l'on ne trouve-
rait pas à acheter du vin, même aux offres
de le payer plus que le cours, si l'acheteur
imposait au vendeur la condition de le sou-
tirer. Le vendeur renoncerait au bénéfice,
pour ne pas faire une innovation qui lui
attirerait le blâme des autres propriétaires de
vin. Un usage bien ou mal établi ne leur
permet plus de raisonner, ils ne peuvent
quitter d'un pas le chemin battu. C'est de-
là qu'est venue cette fausse croyance, que le
vin doit rester sur sa lie : on pourrait dire
croupir sur ses immondices, puisque la lie

n'est autre chose que la partie impure du vin.

On soutire le vin toutes les fois qu'il en a besoin ; mais plus convenablement dans les belles journées du mois de mars. Quand le vin n'est pas soutiré, il arrive souvent que la lie se répand dans le vin, le trouble et le gâte de manière à n'être plus propre qu'à faire du vinaigre.

On mêche le vin pour le conserver plus long-temps. La mêche est un morceau de linge de deux pouces au carré, trempé dans du souffre fondu. Si la futaille à mêcher est remplie, l'on tire du vin par un fosset ; et tandis que la mêche brûle sur la bonde ouverte, le vin qui sort attire l'air, ainsi que la fumée de la mêche, dans l'intérieur du tonneau.

Pour mêcher un tonneau vide, et le disposer à recevoir le vin que l'on veut transvaser, on fait brûler la mêche dans le tonneau où elle a été introduite par la bonde. Afin de s'assurer si la mêche continue à brûler, on la suspend à un bois fendu, ou à un petit crochet de fil de fer, ce qui donne la faculté de la retirer.

Je connais un village dont les habitants ne savent pas qu'ils font du bon vin. Chaque propriétaire fait peu de vin ; tous commencent à le boire dès le lendemain de la vendange, et le produit de la récolte ne dure que quelques mois. Deux pièces de vin dont la conservation était due au hasard, ont démontré qu'il était excellent ; mais seulement à la troisième ou quatrième année.

La méthode que j'indique pour faire le vin consiste , comme on l'a vu , en quatre choses principales. La première est de renfermer le marc dans la liqueur ; la seconde de conserver autant que possible le gaz dans la cuve ; la troisième de préparer les futailles à recevoir le vin, en les remplissant du gaz qui s'échappe ; la quatrième à connaître et saisir le moment de tirer le vin de la cuve.

Les grands avantages qui résultent de cette manière de faire le vin , ne peuvent manquer de la faire adopter ; et ceux qui voudront comparer les résultats des différentes méthodes, n'auront pas à regretter de s'être dégagés des liens de la vieille routine.

Je désire que les observations renfermées dans ce mémoire , puissent être utiles aux propriétaires de vignes, et à ceux qui sont chargés de la culture de cette plante bienfaisante.

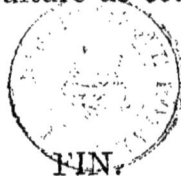

FIN.

# TABLE.

FIN DE LA TABLE.

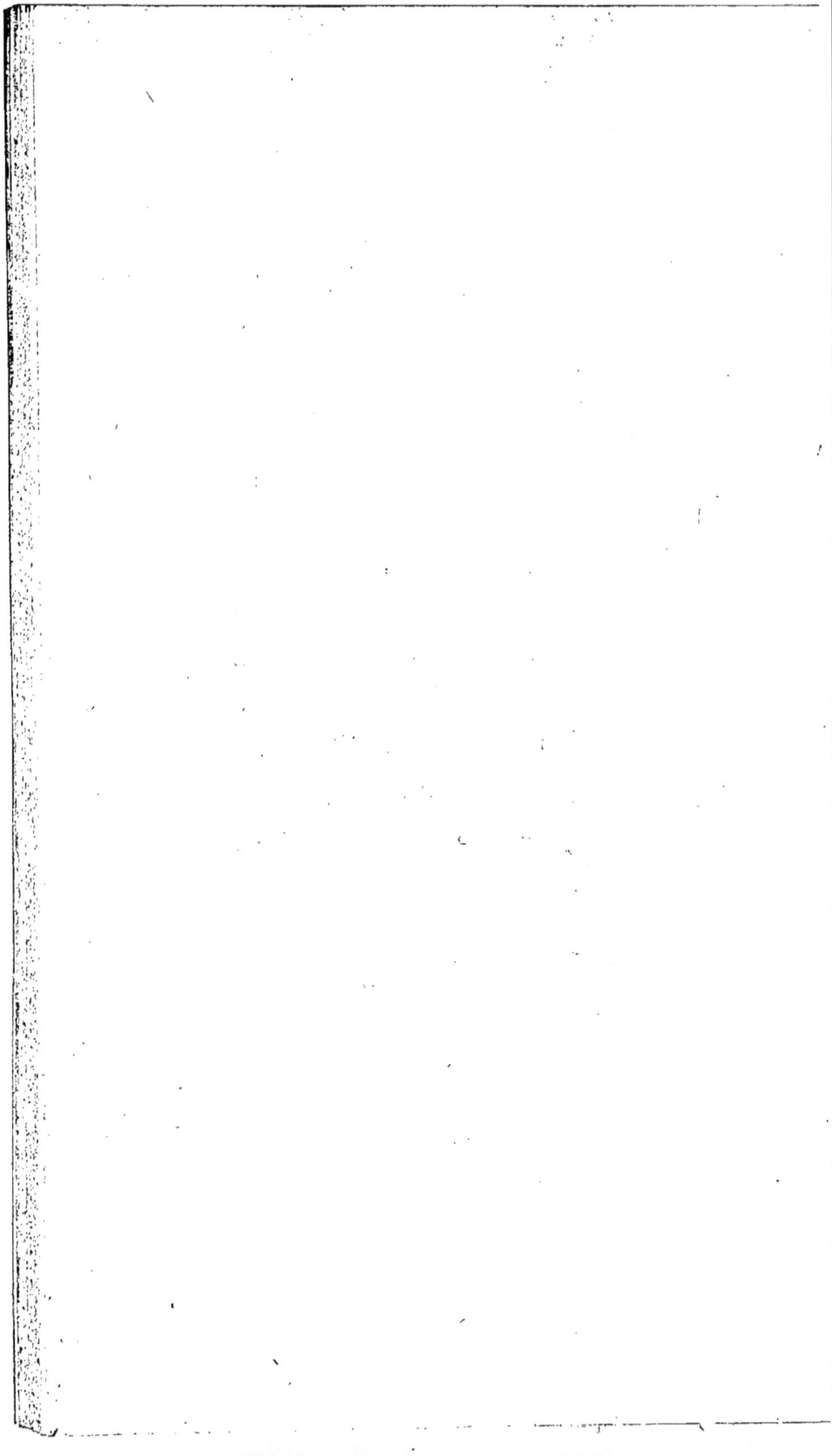

www.ingramcontent.com/pod-product-compliance
Lightning Source LLC
Chambersburg PA
CBHW050624210326
41521CB00008B/1375